エコーを使った
バスキュラーアクセス穿刺法ガイド

編集
木船和弥
東葛クリニック病院
臨床工学部 課長

MEDICAL VIEW

The Guidelines for Vascular Access Puncture Method Guided by Ultrasound
(ISBN 978-4-7583-1927-0 C3047)

Editor : Kazuya Kibune

2018. 5. 10　1st ed

©MEDICAL VIEW, 2018
Printed and Bound in Japan

Medical View Co., Ltd.
2-30　Ichigayahonmuracho, Shinjyukuku, Tokyo, 162-0845, Japan
E-mail　ed@medicalview.co.jp

編集の序

　透析業務における穿刺は，患者にとっては大きなストレスとなるため，正確な穿刺が求められる．

　近年，長期透析患者の増加や導入年齢が高齢化し，自己血管内シャントのトラブルも増加している．また，バスキュラーアクセスの種類の中でも動脈表在化の割合が多くなり，穿刺にかかる負担も年々増加している．そのような中で，穿刺を問題なく行うことが，透析室の開始業務の良い流れとなり，安心・安全な治療へとつながる．エコーが透析室で活用され始める前は，いわゆるベテランで穿刺の上手な看護師や臨床工学技士が，穿刺が困難な症例に対して患者と共にストレスを抱えて対応していた．そんな「神」扱いされるベテランも，保有する技術領域の中で，形式知化しにくい穿刺については，技術伝承の難しさを痛感しながら，第一線を退いていくことになる．

　「ストレスなく，誰もが穿刺困難症例に立ち向かうことができる」．こんな理想に近づくための光明としてエコーが活用され，透析施設にエコー装置が配置されると同時に，多くの施設でエコーを自在に扱える達人が生まれるのを待っている．最近は，透析に関連するセミナーの中でも，エコーを扱うための技術習得に人気が高まり，医師や臨床検査技師が中心となる研究会やセミナーは満員御礼状態である．今回，そのようなセミナーで活躍される先生方に，多忙な中，文章に起こすのが難しい内容をご執筆いただき，心より深く感謝を申し上げる．

　本書では，穿刺におけるエコーの基礎知識とエコーで理解すべき画像の見方を始め，穿刺と血管の様子についてエコー画像を用いて紹介している．特に，穿刺困難な例では，エコーガイド下穿刺の方法や針先調整によるプローブ走査のテクニックなど，文章だけでは伝わりにくい技術的な内容は，イラストを用いて解説した．さらに，独学では習得できないような，経験者だからこそ伝えられる臨床現場での工夫，実践的なテクニックやコツを多く盛り込んだ．様々な穿刺の場面に応じた多くの解説とエコー画像を理解していただく事で，血管の状況を手指により推し量って察する(触察)機会も多くなり，エコーが必要な場面や対処方法が想定できることにつながる．

　本書が，いまの透析室の実状に即した穿刺技術力を伝承するためのガイド役として，より多くの方が自信を持って穿刺に向かうための一助となり，透析医療の質向上につながることを願っている．

2018年3月

木船和弥

執筆者一覧

■ 編集

木船和弥	東葛クリニック病院 臨床工学部 課長

■ 執筆者（掲載順）

清水幹夫	東京女子医科大学 臨床工学部
村上　淳	東京女子医科大学 臨床工学部 副技士長
小林大樹	関西労災病院 中央検査部
平山遼一	高橋内科クリニック 看護部
川原田貴士	池田バスキュラーアクセス・透析・内科 透析室室長
人見泰正	桃仁会病院 臨床工学部 部長
木船和弥	東葛クリニック病院 臨床工学部 課長
若山功治	東京女子医科大学 臨床工学部
安部貴之	東京女子医科大学 臨床工学部
石森　勇	東京女子医科大学 臨床工学部 主任
井竹康郎	東葉クリニック東新宿 技士長・施設長
佐久間宏治	クレドさとうクリニック
奥田美知子	みはま成田クリニック 看護部
髙橋良光	新潟医療福祉大学 医療技術学部 臨床技術学科

目次

1章 どのようなときにエコーが必要なのか？
■ 清水幹夫・村上 淳　2

1. 血管がわかりづらくて困ったとき ……………………………………………… 2
2. 穿刺トラブルの原因がわからないとき ………………………………………… 6
3. 患者が穿刺時に痛みを訴えるとき ……………………………………………… 13

2章 エコーで血管を覗いてみよう
■ 小林大樹　15

1. 動脈と静脈の違い ………………………………………………………………… 15
2. 短軸像と長軸像の特徴 …………………………………………………………… 20
3. 血管以外の組織の見え方 ………………………………………………………… 22

3章 穿刺技術向上へのエコーの活用方法
■ 平山遼一　26

血管の各種形態的な特徴をエコー画像で理解する ……………… 27
1. 形態的な特徴がある血管のエコー画像 ………………………………………… 27
2. 穿刺時に起こりうる血管への影響 ……………………………………………… 39

血管の触察技術 ……………………………………………………………… 43
1. 血管の解剖を知ることの大切さ ………………………………………………… 43
2. 駆血と触察技術は穿刺成功の要 ………………………………………………… 54

4章 穿刺ミスを誘発する特徴がある血管の触察とエコー所見の対比
■川原田貴士　62

1. 血管の蛇行 … 62
2. 触診の困難な血管 … 65
3. 血管分岐部 … 67
4. 穿刺対象血管に対して並走または交差する血管 … 70
5. 前後径の格差（狭い箇所）がある血管 … 72
6. 血管前壁上部の血管外血腫や瘢痕 … 75
7. 血栓 … 76
8. シャント血流量の低下 … 78

5章 穿刺のためのエコー画像調整と描出のコツ
80

見たいエコー画像をよりよく調整する　■人見泰正　80

1. 超音波の基礎知識 … 80
2. 汎用型超音波装置の主な調整項目とその方法 … 87
3. 穿刺針がよく見える機能の使い方と注意点 … 92

穿刺のためのエコー画像描出（スキャン）テクニック（1人法）
■木船和弥　97

1. プローブの把持方法 … 97
2. 心得ておくべきエコー画面の見方と画像スキャンのポイント … 103
3. 片手で短軸から長軸へのスムーズな切り替え方法と諸注意 … 105

contents

6章 穿刺のための状況別エコーの観察ポイント
■ 若山功治　108

- ① シャント血管が発達するまで……108
- ② 穿刺トラブルが続いたとき……112
- ③ 機能的な低下が疑われたとき……115
- ④ 形態的な異常が疑われたとき……118

7章 穿刺位置を検討する手順とレポート作成
■ 安部貴之・石森 勇・村上 淳　122

- ① 穿刺位置を検討する基本手順と留意点……122
- ② VAレポートを適切に作成・運用するための留意点……128

8章 針先修正における手順とエコーの使い方
■ 井竹康郎　133

- ① エコーガイド下穿刺での針先修正方法……133
- ② 穿刺針がどのような経路をたどったのか？……138
- ③ 血管内構造物の有無は？……141

9章 エコーガイド下の穿刺手技
143

- ① プローブの交差感染対策……■ 木船和弥　143
- ② 短軸法（1人法）……■ 木船和弥　145
- ③ 長軸法（2人法）……■ 佐久間宏治　154
- ④ 短軸法と長軸法のミックス……■ 木船和弥　159

contents

10章 VA肢の末梢神経をエコーで見る
■ 木船和弥　164

1. 上肢の末梢神経をエコーで見る必要性………………………………………………164
2. 末梢神経のエコーでの見方……………………………………………………………167
3. 穿刺時に注意すべき前腕神経走行……………………………………………………172

11章 看護師によるポータブルエコーの活用
■ 奥田美知子　176

1. ポータブルエコーを導入する際の体制づくり………………………………………176
2. ポータブルエコーに慣れてから活用するまで………………………………………179

12章 穿刺針について
■ 髙橋良光　183

1. 穿刺針の形状……………………………………………………………………………183
2. 穿刺針の抵抗……………………………………………………………………………187

13章 血管は語る
■ 木船和弥　190

1. エコー所見から穿刺の傾向や失敗を推察するには？………………………………191
2. 穿刺部位のエコー所見から何を考えるか？…………………………………………195

索引……………………………………………………………………………………………205
エコー画像索引………………………………………………………………………………210

1章　　どのようなときにエコーが必要なのか？

2章　　エコーで血管を覗いてみよう

3章　　穿刺技術向上へのエコーの活用方法

4章　　穿刺ミスを誘発する特徴がある血管の触察と
　　　　エコー所見の対比

5章　　穿刺のためのエコー画像調整と描出のコツ

6章　　穿刺のための状況別エコーの観察ポイント

7章　　穿刺位置を検討する手順とレポート作成

8章　　針先修正における手順とエコーの使い方

9章　　エコーガイド下の穿刺手技

10章　　VA肢の末梢神経をエコーで見る

11章　　看護師によるポータブルエコーの活用

12章　　穿刺針について

13章　　血管は語る

1 どのようなときにエコーが必要なのか？

清水幹夫・村上 淳

はじめに

　バスキュラーアクセス（VA：vascular access）を上手に管理するためには，患者自身がVAをよく理解し，常に気にかける習慣が必要であると同時に，われわれ透析医療に携わっている医療スタッフが積極的に効果の高いVA管理を行う姿勢が必要である．そのなかでも穿刺関連の総合的なスキルを向上させることは非常に重要である．

　透析患者は，週当たり3回医療施設で透析治療を受けるが，このとき，脱血・送血側と最低でも6回の太い透析針を刺し，透析治療を行う．従って，穿刺行為は患者へ苦痛や恐怖心を与える極めて大きな心理的ストレスの要因となる．

　従来，穿刺技術は熟練者からのイメージと理学所見（見て・聞いて・触って）だけで伝えるという，非効率的な指導方法であったが，最近では穿刺マニュアルやVA関連の教本などが整備されるようになり，さらには，超音波診断装置（エコー）も活用されるようになってきている．

　穿刺前にエコーを用いることで今まで把握し難かった，血管径や深さ，血管内腔の状態，走向がはっきりとした画像で定量的に把握できるようになり，VAを客観的に評価できるようになった．また，エコーガイド下穿刺を用いれば，理論や正確性が増し，極めて高い穿刺成功率が得られるようになり，患者やスタッフの穿刺に対するストレスを低減させ，安全で安心な透析医療を実現するための一助ともなる．穿刺関連手技を中心としたVA管理において，どのような場面でエコーを活用すべきなのかその概要を解説する．

1 血管がわかりづらくて困ったとき

Point!
血管がわかりづらいときは，理学所見だけに頼らずエコーを活用しよう!!

穿刺困難に陥りやすい原因を以下に示す。
①血管が深いところを走行（浮腫，皮下脂肪が多い）
②血管（内腔）の異常
　　狭窄，深さ方向の蛇行，血栓，解離，内腔損傷，石灰化，その他
③血管の可動域の大きさと易可動性
④血管が単純に細い
⑤シャント静脈が動脈と近接している

　上記のうち，①，③，④，⑤は理学所見の採取スキルを磨くことで，定量的とはいえないまでも，ある程度の情報を得ることができる。しかし，理学所見で正確な情報を得るためには，相当な経験が必要なだけでなく，人それぞれの感性の違いの影響も否定できない。しかも，図1[1)]に示すとおり，血管内腔の異常のように理学所見では正確に把握することが困難なものもある。従って，血管内腔の異常が穿刺困難のおもな原因である場合，特にエコーのよい適応となるが，①～⑤すべてにおいて，定量的で正確な情報を穿刺スタッフだけでなく，患者も含めたすべての関係者で共有できるところがエコー利用のもっとも大きな利点である。

　ここでは，さまざまな原因により穿刺困難となり，エコーの利用が効果的であった症例を紹介する。

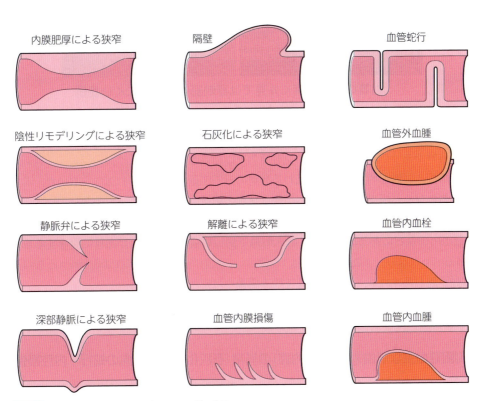

図1　血管内腔のさまざまな異常所見
（文献1）より引用一部改変）

■ 穿刺困難の主な理由①：血管が深いところを走行

図2に自己血管内シャント（AVF：arteriovenous fistula）の症例を示す。
外見上ではシャント血管の走行がほとんど確認できず，駆血後も触知困難な状況であり，穿刺部位を決定し難い症例であった。

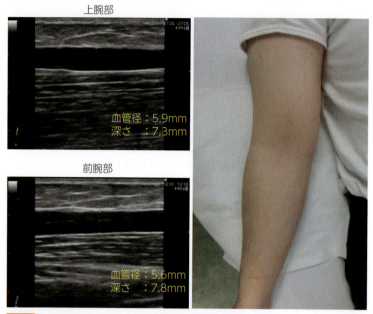

図2 血管の走行が深く外見では穿刺部位を決めにくい症例

エコーを用いた形態評価では，全体的に血管は深い位置を走行していた。ただし，血管径は太く血流は良好であった。通常のブラインド穿刺では血管とその周囲をイメージして，穿刺角度と血管までの到達距離を判断し，手に伝わる感覚のみで血管を捉えなければならないが，これくらい深い血管になると相当の熟練者でも正確な状況の把握は困難と考えられる。

AVFにおける穿刺では慣例的に穿刺角度は30°程度が望ましいとされているが，本症例のように7.3mmの深さにある血管を30°の入射角で刺した場合，針先端が血管に到達するまでの距離は14.6mmとなり，また，45°では10.2mm，入射角を60°とすれば8.5mmとなり，針先端の移動距離が長ければ，針先端位置を読み間違う可能性が高くなる。

一方，エコーガイド下穿刺では速やかに血管とその周囲の視覚化により，皮膚の刺入点と血管の刺入点とを結んだ最適な穿刺ルートが決定でき，正確な運針と留置を行うことができる[1]。

■ 穿刺困難の主な理由②：血管（内腔）の異常（石灰化・深さ方向の蛇行・内腔損傷）

図3は他院で維持透析を行っており，当院へ入院した表在化動脈の症例である。この症例は表在化されている動脈が非常に細く，触知できる部位も限られており，前医では特定のスタッフしか対応できないクセのある表在化動脈であった。穿刺前のエコーにおける観察では血管の石灰化がみられ，深さ方向に蛇行した血管であり，内腔は度重なる穿刺トラブルにより損傷が激しく，その影響は後壁にまで及んでいることがわかる。

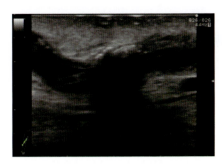
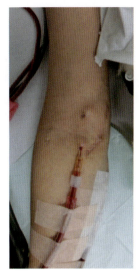

図3 蛇行し荒廃した表在化動脈の症例

　こうした状況下においても，エコーガイド下穿刺では血管の走行を見定めるとともに，血管内の後壁や側壁に穿刺針先端が接触することなく外筒を確実に血管内に進め，留置することが可能となり，血管の損傷度合いを最小限に抑えることが可能である。

■ 穿刺困難の主な理由③：血管（内腔）の異常（内膜肥厚，石灰化による狭窄）

　図4の症例は脱血不良が生じるため，針先留置位置に苦慮する症例である。エコー画像では，頻回穿刺部位の内膜肥厚と石灰化による狭窄が認められ，この位置を避けて針を留置することにより，脱血不良は回避可能である。

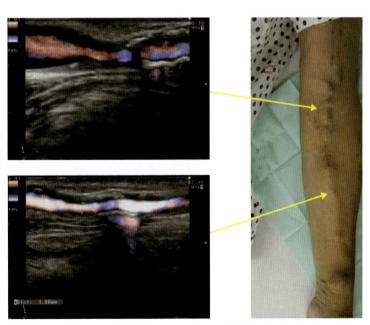

図4 石灰化と内膜肥厚による狭窄で脱血不良を呈する症例

■ 穿刺困難の主な理由④：シャント静脈が動脈と近接

　一般的に穿刺困難といわれるカテゴリーには属さないが，穿刺トラブルを起こしやすいという点で意外と見逃せないのは，シャント静脈が動脈と近接している症例である。

　図5に示す症例は，シャント血管の直下に動脈の走行があり，ブラインド穿刺で誤って穿刺針が動脈に留置されてしまった症例である。このような状況になってしまうと，通常はトラブルとして検出できず，抜針・止血の際に動脈と気付かずに処置することで，止血不良による大量内出血などのトラブルを生じる可能性が高くなる。当院では，透析開始10分後にVA再循環の自動測定を実施しており，これによってトラブルを検出することが可能であった。

　透析治療は，動・静脈の回路を逆接続し，VA再循環のない状態で実施した。終了時には，動脈に針が留置されていることを理解したうえで，止血など適切な対応が可能となったこと，血管の位置情報などを正確に周知することで，今後，同じ過ちが起きないよう対応できたことなどが特筆すべき点である。

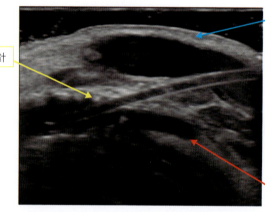

図5　動脈に留置されたV側穿刺針

② 穿刺トラブルの原因がわからないとき

穿刺トラブルの原因検索にはエコーが最適!!

穿刺トラブルは，以下の2つの現象として現れることが多い。
①針が血管内に留置できない，もしくは留置できたが脱血不良または静脈圧上昇が起こる。
②VA再循環の発生
以下，それぞれについて解説する。

■ 針が血管内に留置できない，もしくは留置できたが脱血不良または静脈圧上昇が起こる

　ブラインド穿刺ではトラブルに陥った際，針先でいたずらに血管を探る操作をしがちである。しかし，この行為は血管やその周辺組織を損傷させ，血腫や血栓形成の原因，ひいては血管荒

廃，VA不全の誘因となりやすい。穿刺を行うスタッフは，このことを肝に銘じ，穿刺トラブル時にはブラインド穿刺に固執することなく，速やかにエコーガイドに切り替えるべきである。

穿刺を行うスタッフ全員がエコーガイド下穿刺をマスターし，患者全員に実施すれば，穿刺トラブルはほぼゼロにできると考えられる。しかし，実際にはエコーの台数は限られており，初めから穿刺困難が予想される特定の患者のみしか対応できないのが現状である。だからこそ，施設の取り組みとして「穿刺トラブルに陥ったら，即座にエコーガイドに移行」というルールを明確にすべきなのである。

穿刺技術には個人差があり，穿刺の成功や失敗には，穿刺者のセンスやスキル，複雑な様相を呈するVAの関与などが考えられる。

ここでは，エコーを用いて「針が血管内に留置できない，もしくは留置できたが脱血不良または静脈圧上昇が起こる」などのトラブルの原因検索を行った例を紹介する。

図6に左右・深さ方向へ可動域が大きく，易可動性の表在化動脈症例を示す。これが原因で，穿刺のたびに穿刺困難を呈し，血管を探る操作が大きく影響して内膜肥厚と内腔に血栓が認められた症例である。また，これにより実際の血管の走行と血流の分布にずれが生じ，さらに穿刺困難な状況を引き起こしてしまったと考えられる。

その結果，図6を見てわかるとおり，血管の中心部にはほとんど血流がなく，向かって左側の円で囲った部分に針先を留置しないと脱血できない血管になってしまったことがわかる。現在，この患者はエコーガイド下穿刺の対象となっており，表在化動脈の血管内腔は現状維持のまま推移している。

表在化動脈は穿刺部が限られるなど，内腔異常をきたしやすい。従って，必ずエコーガイド下穿刺とするかは，その施設の考え方次第だが，少なくとも定期的にエコーを用いた穿刺部の形態評価を行うべきである。

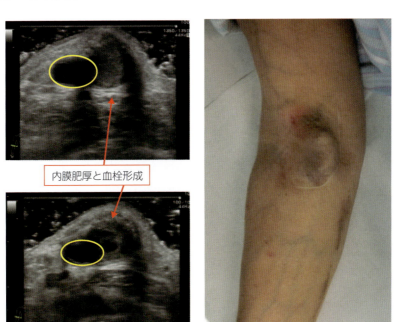

図6 易可動性の表在化動脈で頻回の穿刺トラブルにより内膜肥厚と血栓形成が認められた症例

図7に，造設後まもないシャントで確定診断はできていないが，吻合部付近の（おそらく）滲出液がシャント血管を圧迫していたため，脱血不良となった症例を示す。

穿刺前の理学所見では異常に気付くことができなかったが，エコーを用いることによって，脱血不良の原因が滲出液によるシャント血管の圧迫であることを究明し，その後は末梢側へ向けた穿刺を中枢側向きに変更することで，運針および脱血状態も改善された。

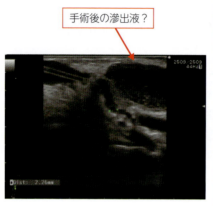
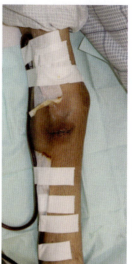

図7 手術後の滲出液がシャント血管を圧迫していた症例

図8に人工血管内シャント（AVG：arterio-venous vascular access graft）で返血圧が異常高値となった症例を示す。

返血側の穿刺を行ったところ，引っ掛かり感を伴った穿刺抵抗があり，透析中の静脈圧は280mmHgと高値であった。エコーにて原因検索を行ったところ，人工血管内には血栓あるいはプラークが形成されていた。後日，血栓除去術の適応となり，現在はトラブルなく透析が施行できている。

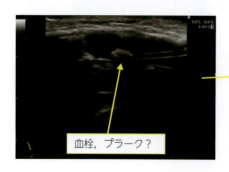
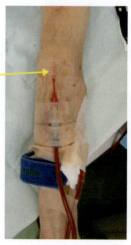

図8 人工血管内に形成されたプラーク

■ VA再循環の発生

次に穿刺は問題なく行えたが，治療開始10分後のVA再循環自動測定にてVA再循環が検出された症例を紹介する[2]。

① 再循環症例1

VA再循環が検出された当日は週3回のルーチン透析日ではなく，除水〔限外ろ過（ECUM：extracorporeal ultrafiltration）〕のみを行っていたため，設定血流量を100mL/minとしていたが，図9に示すとおり，自動測定で10%，手動測定で8%，HD02で7%のVA再循環が検出された。

図9に主な血管の走行を破線で，当日の穿刺脱血側をA，送血側をV，穿刺針の向きをそれぞれの矢印で示す。ECUM終了後にエコー検査を行ったところ，上腕動脈流量（BA-FV）は620mL/min，脱血側に用いた血管の流量も492mL/minであり，通常であれば問題のない状況と思われた。しかし，シャント吻合部近くに2.17mmの狭窄があり，脱血側を中枢側向きに穿刺した結果，留置カニューラや血液回路がこの狭窄部の上に乗った形でテープ固定してしまったため，狭窄部を圧迫し，VA流量が低下して再循環が発生したものと考えられた。

この症例に対しては，脱血側を末梢向き（A1）に穿刺し，狭窄部への圧迫を確実に避ける。もしくは，脱血側を上腕静脈側（A2）とし，送血側をできるだけ中枢側（V2）に穿刺することとした。この指示以降，VA再循環は検出されず安定した透析が実施できている。

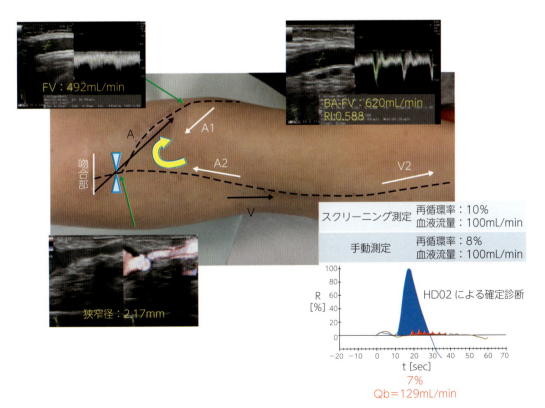

図9 再循環症例1のVA-RR検出時の所見とその後の対応

② 再循環症例2

図10に示すとおり，透析治療開始10分後の自動測定で8％，手動測定で5％，HD02で6％のVA再循環が検出された。再循環の程度は軽度であり，透析終了後にエコーによる原因検索を行うこととし，念のため経時チェック時に手動でVA再循環を測定することとした。ところが，透析開始2時間位経過したところで，VA再循環32％が検出されたため，ただちにエコーによる原因検索を行った。

図10に血管の走行を破線で示す。送血側血管の中枢側に分岐があり，脱血側血管との間にバイパスを形成していることが判明した。透析治療の進行に伴って患者の血圧が低下したことにより，この経路を介してのVA再循環が増悪したと考えられ，当日の対応としては，このバイパス血管を綿球にてピンポイントで圧迫し，VA再循環を3％に抑制することが可能であった（図11a）。

本症例に対するその後の対応としては，図11bに示すとおり「脱血（A）側は吻合部に向かって末梢向きに留置し，送血（V）側は①の位置で再循環が認められる場合，上腕の分岐部（バイパス血管）より中枢側の②の位置を優先的に使用すること。もし，上記でもVA再循環が認められた場合には，再循環経路の圧迫を行うこと」とした。これ以降，V側①の位置でも再循環は検出されておらず，「再循環症例1」同様に安定した透析が実施できている。

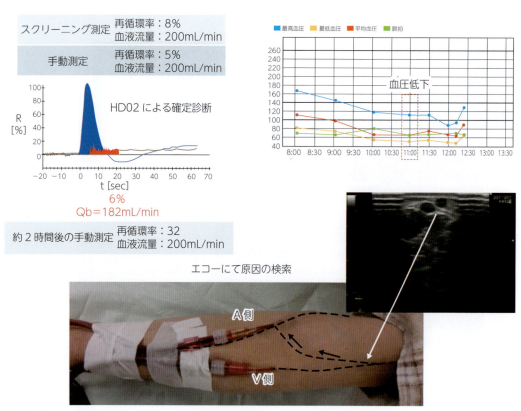

図10 再循環症例2のVA-RR検出時の所見

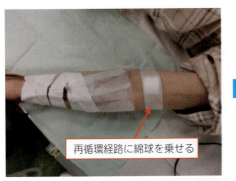 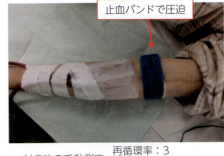

a 症例2に対する当日の対応

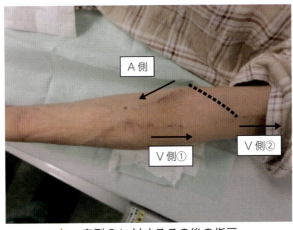

b 症例2に対するその後の指示

図11 再循環症例2に対する当日の対応とその後の指示

③ 再循環症例3

　本症例のVAは，ループ型AVGでPTAを頻回に要するVAトラブルの常習患者であり，透析開始前のエコーを用いたVAの形態観察や通常のVA再循環自動測定のほかに1時間ごとの経時測定もルーチンで施行していた。

　図12に示すとおり，VA再循環検出時は1時間目までのVA再循環はBV計5％未満，HDO2で0％であったが，2時間目以降，患者の血圧が若干下がったこともあり，BV計，HDO2ともに20％を超えるようなVA再循環が頻発していた。当日は送血側を自己の表在静脈で確保（図12中のV①）していたが，血圧低下時に破線で示す狭窄部の血流がほとんど途絶してしまい，グラフト内を逆流する経路で再循環が発生したと考えられた。

　この日の情報をもとにVA外来を受診したが，最終PTAから1カ月余であり，なんとか現場の工夫で対応できないかとVA専門医から相談があった。そこで，破線の狭窄部よりも動脈の吻合部側で脱血針を留置することとした（A②）。これによって，送血側はV①，V②の位置ともにVA再循環の検出はなくなり，数カ月間は安定した透析が可能となった。しかし，その後，脱血不良などの所見も出現してきたため，最終的にグラフト全置換となった。

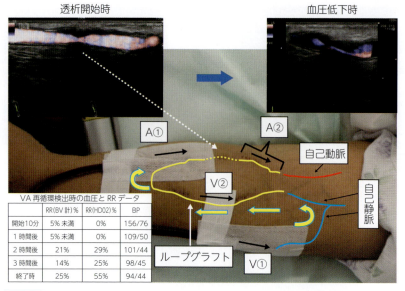

図12 再循環症例3のVA-RR検出時の所見とその後の対応

④ 再循環症例4

　図13に示すとおり，橈骨動脈-橈側皮静脈吻合の一般的なAVFの症例で，紹介先施設からの記載のとおり，図13中のA，Vに穿刺し透析を開始したところ，自動スクリーニング測定で12%，HD02で22%のVA再循環が検出された。この患者の血管の走行を実線と破線で示し，破線で示した血管のエコー像を図13上部に示す。脱血側に使用している血管のうち，円で囲んだ部位が完全に血栓で閉塞していることが確認された。つまり，この患者の場合，普段から送血側に使用していた血管から迂回して流れる血流によって，閉塞部以降の血流が保たれていたことになる。紹介先の施設には実線で示す送血側に使用していた血管を脱血側に使用すればよい，と連絡のうえで転院となった。

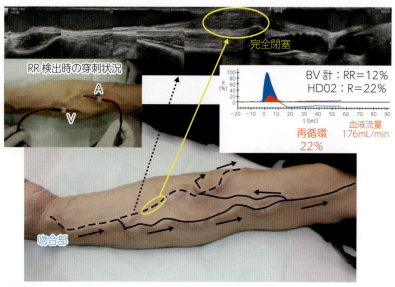

図13 再循環症例4のRR検出時の所見

以上，治療開始後のVA再循環の自動測定でVA再循環が検出され，さまざまな対応を行った症例の一部を紹介した。再循環が発生した原因を特定する際，理学所見だけでは正確な判断が困難な場合も多く，誤った判断による，誤った処置を招く危険性が高まる。このようなことから，エコーを用いた正確な情報取得による適切な判断が下せる環境を整えることを強く推奨したい。

③ 患者が穿刺時に痛みを訴えるとき

> **Point!**
> すべてとはいえないが，痛みの原因がエコーでわかる場合もある!! 積極的にエコーを利用しよう!!

　穿刺による痛みは，穿刺そのものによる痛みや刺入部の皮膚のつっぱり，透析針外套が血管壁に当たり，周りの神経を刺激して起こる持続的な痛みなどがある。普段となんら変わりない穿刺を行ったと思っていても，いつになく強い痛みを訴えるケースもあり，対応に苦慮する場合もある。

　エコーでは，ある程度の熟練を要するが，神経の判別が可能である。従って，痛みの原因が明らかに神経を刺激している場合は，マーキングして写真撮影し，以降はその部位への穿刺を避けるなどの対処も可能である。

　ここでは穿刺時に普段とは違った痛みを訴えた患者に対してエコーを用いて精査を行った症例を紹介する。

　図14はAVFの患者で返血側を上腕の静脈へ確保後に，強い痛みを訴えた症例である。透析中も持続的な痛みが続いたため，エコーを実施したところ，血管後壁に穿刺に伴う瘤の形成を認めた。その後は別の血管を返血側に使用し，2カ月ほどで仮性瘤の消失を認めた。

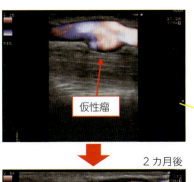

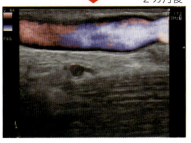

2カ月後

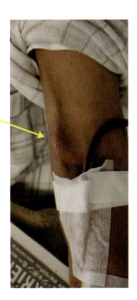

図14 誤穿刺により血管後壁が損傷したAVF

図15は，表在化動脈例で穿刺ミスによって血腫を形成し，外科的切除までに至った症例である。穿刺者は穿刺ミスによる内出血には気付き，止血を行い，その後の内出血などはないことを確認した後，患者を帰宅させた。しかし，患者はワルファリンを内服しており，翌日に強い痛みを訴えて来院した。このときのエコー画像が図15である。エコー画像で確認した血腫の大きさや痛みの強さなどから，表在化動脈の使用は困難と判断し，アクセスカテーテルを挿入しての入院透析となった。その後，表在化動脈が穿刺可能な状態まで回復するのに約1カ月を要した。

痛みの原因究明の手段としてエコーが必ずしも有効であるとは限らないが，普段とは明らかに異なる痛みを訴える場合，神経への刺激や血腫形成の可能性などを頭の片隅に浮かべ，エコーを用いて原因検索を行うことが効果的に働く場合もある。

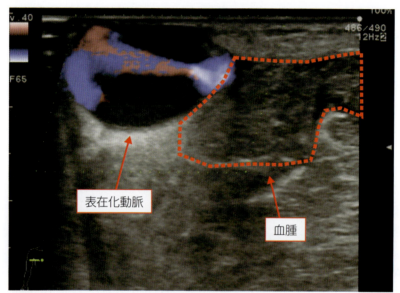

図15 血腫を形成した表在化動脈

おわりに

穿刺に関連する手技で「どのようなときにエコーが必要なのか？」を中心に解説した。もちろん，穿刺関連手技以外にもVAの機能評価などVA管理のすべてにおいてエコーは活用できる。今後，エコーを有効に活用する施設とそうでない施設の差は歴然と現れることが容易に予想できる。従って，透析医療の現場においてエコーは欠くことのできない必須の医療機器と認識し，積極的に取り組む施設ができるだけ多くなることを切に願う次第である。

● 文献

1) 木全直樹，廣谷紗千子，ほか：バスキュラーアクセス（VA）の狭窄の治療適応〜患者を送る側から〜．最新透析医療．先端技術と融合，p.484-489，医薬ジャーナル社，2016．
2) 村上　淳，鈴木雄太，ほか：日機装社製透析装置DBG-03に搭載された循環血液量（BV）モニターを用いたバスキュラーアクセス再循環スクリーニングの有用性と問題点．日本血液浄化技術学会会誌22巻3号，p.203-213，2014．

2 エコーで血管を覗いてみよう

小林大樹

1 動脈と静脈の違い

　シャントを形成していない動脈と静脈では，基本的に構造や性質が異なる。それぞれの特徴を把握し，その違いを理解しておく（表1，図1～5）。

表1　シャントを形成していない場合の動脈と静脈の相違点

項目＼血管	動脈	静脈（皮静脈・深部静脈）
①走行部位（図1）	筋膜下（筋層内）を走行	皮静脈は皮下組織内を走行 深部静脈は動脈に伴走するため筋層内を走行
②壁構造（図2）	解剖学的には内膜，中膜，外膜の3層構造 エコーでは，血管内層から高エコー，低エコー，高エコーの3層に描出される	内膜と外膜の2層構造。エコーでは駆血をして観察した状態では，高エコーの1層に描出される。駆血していない状態では，血管壁は厚く描出されることがある
③拍動	あり（注意深く観察すると血管が拍動している様子が観察できる）	なし
④弁（図3）	なし	あり
⑤血管内圧（図4）	高い	低い
⑥パルスドプラ法による血流速波形（図5）	拍動波	定常波
⑦カラードプラ法（図5）	収縮期はカラードプラが強く，拡張期は時相によってはカラーが消失する	速度レンジを下げると常時カラーが表示される

15

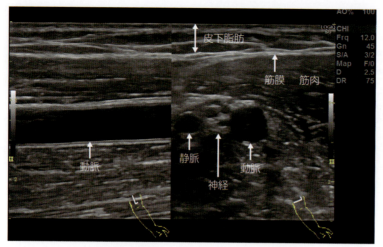

a 動脈：筋膜下を走行しているのが特徴

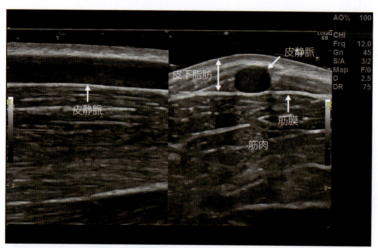

b 皮静脈：皮下脂肪内を走行しているのが特徴

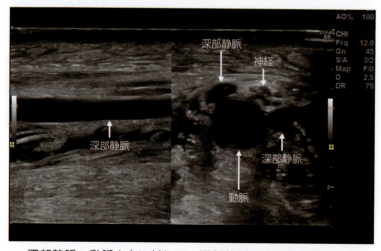

c 深部静脈：動脈1本に対して，深部静脈は2本走行する．従って，動脈と同様筋層内を走行する．

図1 走行部位

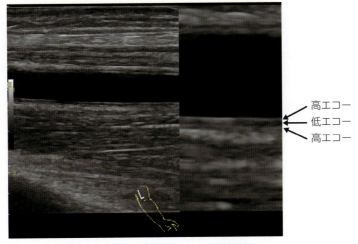

a 動脈：高，低，高エコーの3層構造

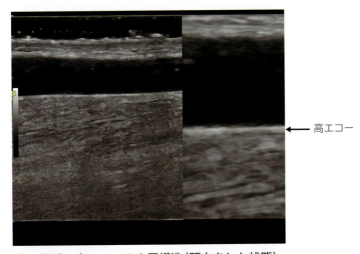

b 静脈：高エコーの1層構造（駆血をした状態）

図2 壁構造

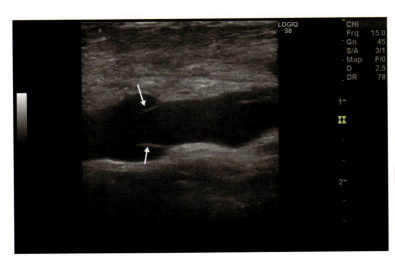

図3 弁
静脈には，血液の逆流を防ぐ静脈弁（→）がある。この部位は他の部位に比べて少し拡張している。

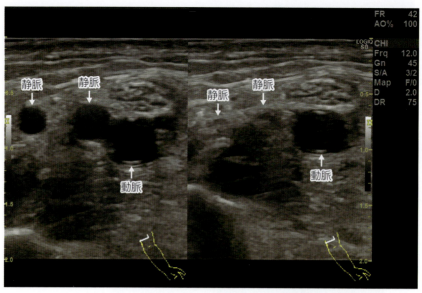

a プローブで圧迫していない状態　b プローブで圧迫した状態

図4 血管内圧

動脈は血管内圧が高いため，プローブによる圧迫の影響を受けにくい。一方，静脈は血管内圧が低いため，プローブによる圧迫で容易に扁平化する。

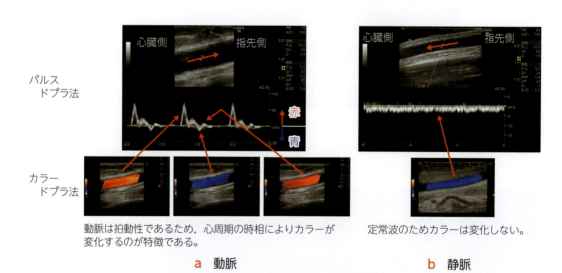

動脈は拍動性であるため，心周期の時相によりカラーが変化するのが特徴である。

定常波のためカラーは変化しない。

a 動脈　　　　　　　　　　　　　　　　　b 静脈

図5 パルスドプラ法による血流速波形とカラードプラ法

a 拍動波である。収縮期に急峻な立ち上がりを示し拡張期では一部逆流成分や低流速成分がある。
b 定常波である。血流速度は遅く，ほぼ一定である。流速レンジを低く設定する。

■ その他

① シャント静脈

　動静脈瘻を形成し，静脈内に動脈血が流れ長期間経過したり，経皮的血管形成術（PTA：percutaneous transluminal angioplasty）による狭窄病変の拡張を繰り返すと，静脈であっても血管壁が肥厚し，動脈の壁構造に類似する症例もある（図6）。

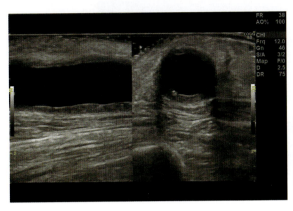

図6　シャント静脈
シャント化された静脈はもともと皮静脈であるが，頻回のPTAなど血管に対する刺激が加わると内膜が肥厚してくることがある。通常の静脈とは見え方が異なる。

② 人工血管

　血管壁が厚い独特のエコー像を呈する。主にe-PTFE（expanded-polytetrafluoroethylene）製とポリウレタン（PU：polyurethane）製がある。前者は血管壁および内腔の観察は可能であるが，後者は血管内腔の観察が困難な場合が多い（図7）。

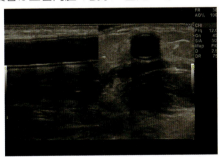

a　e-PTFE

図7　人工血管
a　大部分は3層構造に描出され，血管内腔の観察も可能である。
b　血管壁に空気を含むため，血管内腔の観察が困難である。
c　頻回の穿刺により内腔の観察が可能になってくる。

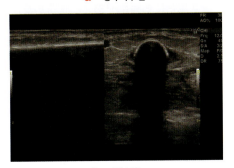

b　PU①

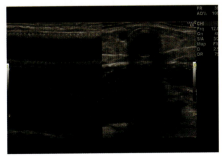

c　PU②

③ ステント

血管の内膜側に接して，規則的に配列された高エコーとして描出される（図8）。長軸法では左右に振りながら走査すると，ステントの網目状構造が認識しやすい。

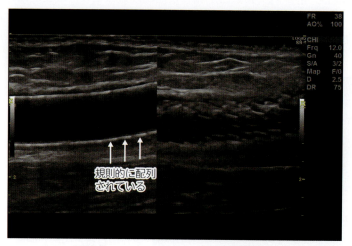

　　　　a　長軸像　　　　　　　b　長軸像

図8 ステント
a　ステントが留置されている血管では，血管壁に規則的な配置を示す高エコーの構造物が観察される。
b　長軸法で少し左右に移動しながら走査すると，さらにその構造がわかる。

② 短軸像と長軸像の特徴

それぞれの特徴と描出によるピットフォールを解説する。
エコーでは必ず短軸（横断ともいう）と長軸（縦断ともいう）の2方向から観察することが基本である。それぞれの特徴を理解し使い分ける必要がある（図9）。

■ 短軸走査

血管の分岐や合流など走行を把握する際に有用な走査法である。また，対象の血管を長軸走査で見失った場合，もう一度短軸走査に戻って血管を探す場合にも有用である。狭窄病変が偏在性に存在する場合も評価しやすい。一方で，短い病変（静脈弁や短い狭窄）は見逃しやすい。
短軸走査で描出する際は，血管をより正円に近い状態で，かつ画面の真ん中に描出する習慣をつけておく。
短軸方向のエコー画像の特徴として，従来の原理で描出する際は，血管の前壁と後壁が最もシャープに描出される。逆に血管の両側壁は，側方陰影（lateral shadow）を伴い，血管前壁・後壁に比べるとシャープさに欠ける。しかし，最近の装置では従来の直線方向に加えて，左右斜め方向から超音波ビームを出して画像を構築し，これらの画像を重ね合わせて作成しているため側方陰影は軽減されている（図10）。

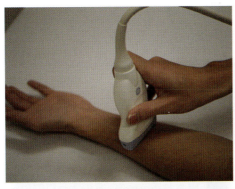
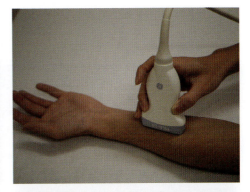
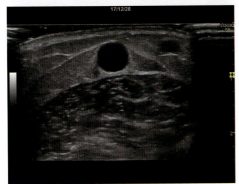
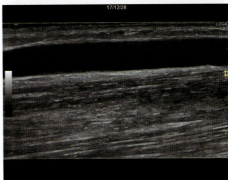

a　短軸走査　　　　　　　　　　　　b　長軸走査

図9　**短軸走査と長軸走査**
a　血管走行を把握する際に有用な走査法である。
b　血管の詳細を観察する際に有用な走査法である。

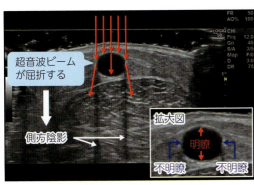
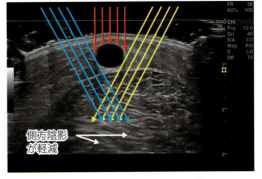

a　従来の装置のエコー画像　　　　　b　最近の装置のエコー画像

図10　**短軸像の特徴**
a　血管前壁と後壁は明瞭であるが，側壁はやや不明瞭となる。また，超音波ビームが血管側壁で屈折するため側方陰影が生じる。
b　左右斜めからのビームも入射することによって新たな画像を構築，重ね合わせることで側方陰影を低減させている。

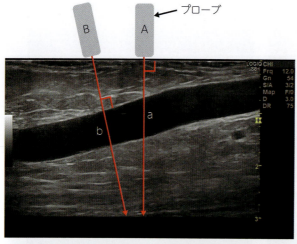

血管が斜めに走行する場合，Aのように体表面に対して垂直にプローブを置くとaのように血管前壁と後壁が不明瞭に描出される。一方，Bのようにプローブを少し倒して血管壁に対して垂直に超音波ビームを入射すると血管前壁と後壁は明瞭に描出される。

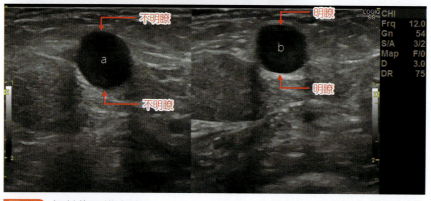

図11 短軸像の描出法

　血管が斜めに走行している場合，血管壁に対して超音波ビームを垂直方向に入射すると血管壁が明瞭に描出され，観察しやすくなる。つまり，プローブを少し傾け血管を正円に描出するテクニックを習得する（図11）。

■ 長軸走査

　狭窄や閉塞など血管の詳細を観察する場合に有用な走査法である。ただし，血管の正中が見えているのみで血管側壁に存在する病変は観察が困難である。

　長軸走査において，血管の前壁と後壁が最もシャープに描出されている部位が血管の正中で切れていることを表しており，血管内径が最大径である証拠である。血流量を測定する際の血管内径を計測する場合は，必ずこの像を描出する必要がある（図12）。

③ 血管以外の組織の見え方

　バスキュラーアクセス超音波検査では，主に血管（動脈と静脈）を描出することが多いが，その周囲にも骨や筋肉，神経などが存在する（図13）。

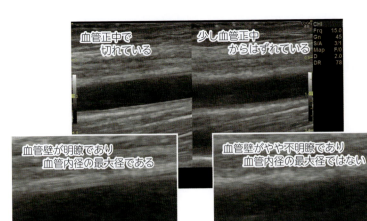

図12 長軸走査の最大径

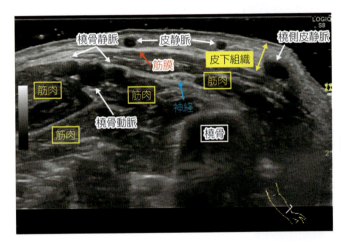

図13 血管以外の組織

自己血管内シャント作製の第一選択となる手関節部付近の短軸像である。動脈と静脈のみならず、骨や神経、筋肉などの周囲組織が描出されている。

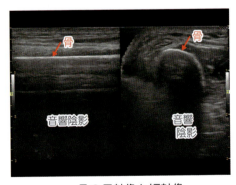

a 骨の長軸像と短軸像

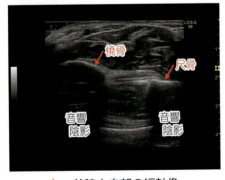

b 前腕中央部の短軸像

図14 骨のエコー像
a 骨は音響インピーダンスが高いため、超音波ビームは不通過となる。従って、それより後方は観察できない。
b 橈骨と尺骨が深い部位に位置する。骨表面より後方は音響陰影のため黒くぬける。

■ 骨

　骨は超音波ビームをほとんど通さず反射するため，骨表面が線状高エコーとなり，それより後方は音響陰影を伴い観察することができない（図14）。

■ 神経

　神経は，線維束が低エコーに，神経周膜が高エコーに描出される。長軸像では線状の低エコー

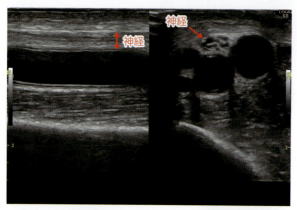

　　a　長軸像　　　　b　短軸像

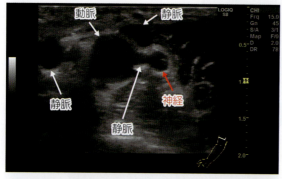

c　プローブによる圧迫なし

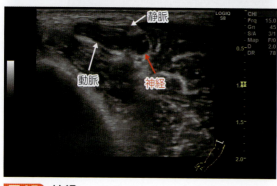

d　プローブによる圧迫あり

図15　神経

神経は長軸像では層状に描出される（a）。短軸像では蜂の巣状またはぶどうの房状に描出される（b）。神経はときに黒く描出され，血管との鑑別が必要な場合がある（c，d）。動脈が扁平化するくらいの圧迫でも神経は扁平化しない。

像と高エコー像が層状に配列した像を呈する。また，短軸像では円形，楕円形の低輝度像として描出され蜂の巣様に描出される。ときに内部が低エコーに見える場合もあり，血管との鑑別が必要になる場合もある（図15）。

肘部のやや内側で肘正中皮静脈と上腕動脈が交差する部位がある。動脈の近傍は神経が走行しているため，症例によっては，静脈直下に神経が存在することがある。穿刺の際に静脈の後壁を貫くと神経に当たる可能性があるため注意が必要である（図16）。

■ 筋肉

筋膜を境界として，浅層に皮下組織が，深層に筋肉がある。また，低エコーに描出される筋線維は高エコーに描出される筋膜に覆われている（図17）。

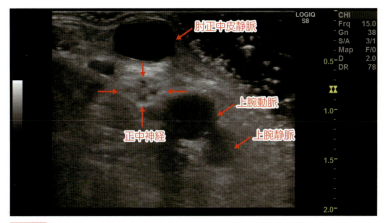

図16 神経：肘正中皮静脈の真下に神経が走行していることがある

肘正中皮静脈と神経，上腕動脈の位置関係に着目する。血管だけでなく周囲組織も視野に入れて注意深く観察する。

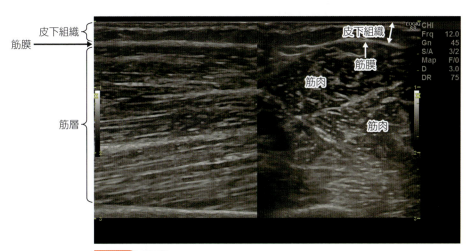

図17 筋肉

体表面から，皮下組織，筋膜，筋層が描出されている。低エコーに描出される筋線維は高エコーに描出される筋膜に覆われている。

3 穿刺技術向上への エコーの活用方法

平山遼一

はじめに

　最近，透析導入患者の高齢化，糖尿病での導入患者の増加，長期透析患者の増加により穿刺困難患者が増加してきており，穿刺困難対策は重要なテーマである[1-6]。

　穿刺技術の向上には，多方面からのアプローチが必要であるが，その一方法として最近エコーが用いられるようになってきた．エコーは，従来の穿刺（ブラインド穿刺）では不明であった，針，血管およびその周囲組織が視覚的に観察可能であるという特徴がある．そのため，穿刺前の血管確認[5]，エコーガイド下穿刺[7]，エコーガイド下針先修正[8]，透析中のトラブル[9]などに用いられるようになってきている．また，これらをとおして直接，あるいは精神面などをとおして間接的にも穿刺技術向上に有用[10-11]なツールである（表1，図1）．

表1 穿刺におけるエコーの有用性

1　穿刺前の血管評価
2　エコーガイド下穿刺
3　エコーガイド下針先修正
4　透析中のトラブル（脱血不良，静脈圧上昇など）に対する対応
5　穿刺技術の向上

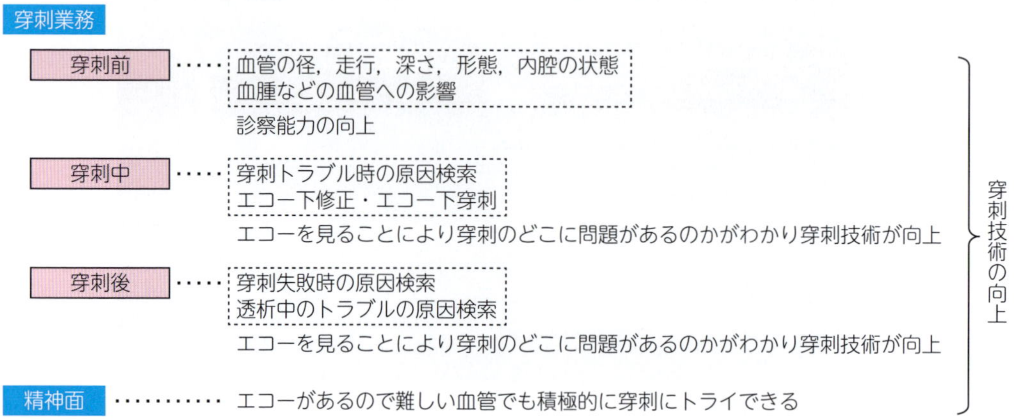

穿刺業務

- 穿刺前 …… 血管の径，走行，深さ，形態，内腔の状態
  血腫などの血管への影響
  診察能力の向上

- 穿刺中 …… 穿刺トラブル時の原因検索
  エコー下修正・エコー下穿刺
  エコーを見ることにより穿刺のどこに問題があるのかがわかり穿刺技術が向上

- 穿刺後 …… 穿刺失敗時の原因検索
  透析中のトラブルの原因検索
  エコーを見ることにより穿刺のどこに問題があるのかがわかり穿刺技術が向上

　　　　　　　　　　　　　　　　　　　　　　　　　　　　　穿刺技術の向上

- 精神面 ………… エコーがあるので難しい血管でも積極的に穿刺にトライできる

（下池英明・大谷正彦・真崎優樹：バスキュラーアクセス診断学（春口洋昭 編），p.286-293，中外医学社，2012. より引用）

図1 エコーの穿刺技術向上に対する有用性

血管の各種形態的な特徴をエコー画像で理解する

1 形態的な特徴がある血管のエコー画像

Point!

穿刺困難な血管の特徴,穿刺困難を呈する理由,穿刺困難な血管のエコー図を理解することが重要である。

誰でも容易に穿刺可能な血管もあれば,多くの穿刺者が難渋(苦戦)する穿刺困難血管もある。穿刺技術の向上には,基礎知識としての穿刺困難血管の特徴,穿刺困難を呈する理由を理解すること,穿刺困難血管のエコー像を理解し,その対策を立てられることが重要である。

1. 穿刺容易な血管のエコー所見（図2）

血管径が大きい,血管の深さが浅い,血管走行が真っ直ぐで蛇行していない,血管内腔に異常がない。

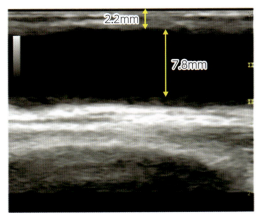
a 長軸像

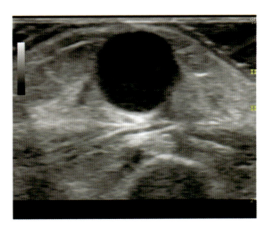
b 短軸像

図2 穿刺が容易な血管のエコー所見
血管径が7.8mmと大きく,血管の深さは2.2mmと深くない。血管の深さに変化はなく,血管全体がきれいに描出されており血管の蛇行もない。血管内腔や血管周囲に異常を認めない。

2. 穿刺困難血管の特徴（表2）

以下，穿刺困難を呈する理由および穿刺困難血管のエコー像，穿刺困難血管対策（表3）について述べる。

表2 穿刺困難血管の特徴

1 血流不良
①狭窄 ②シャント作成早期で血管未発達
2 血管の問題
①血管径 　・小さい（狭窄部，シャント作成早期未発達，非シャント静脈） ②血管走行 　・深部走行 　・深さの変化する血管（縦蛇行） 　・血管蛇行（横蛇行） ③血管形態 　・血管凸凹（瘤様の血管など） ④血管内腔異常 　・内膜肥厚 　・血栓 　・静脈弁 　・血管内隔壁，血管壁損傷 　・石灰化 　・血腫（血管外，血管内）

表3 穿刺困難血管対策

1 血流不良
①経皮的血管形成術（VAIVT） ②なるべく太い部位を探し穿刺，エコーガイド下穿刺
2 血管の問題
①なるべく太い部位を探し穿刺，エコーガイド下穿刺 ②血管走行を認識して，穿刺を行う 　エコーガイド下穿刺 ③血管形態を認識して，穿刺を行う 　エコーガイド下穿刺 ④穿刺部位変更 　エコーガイド下穿刺

※表2に示す原因，表3に示す対策は同じ番号で対応

■ 血流不良

シャント血流不良になると駆血時血管が張りにくく，触診で血管の走行・深さなどがわかりに

くくなる。また，穿刺時に穿刺針で前壁に加え後壁まで貫いてしまうために穿刺困難を呈する（図3）。

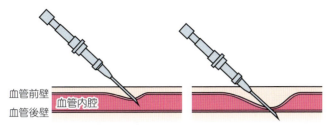

a　シャント血流が十分なとき　b　シャント血流が不良なとき

（下池英明・大谷真彦・真崎優樹：バスキュラーアクセス診断学（春口洋昭 編），p.286-293，中外医学社，2012．より改変引用）

図3 シャント血流不良で穿刺困難を呈する理由
a 駆血時に血管が張るため，血管の前壁に針が入ったときに血管の後壁まで距離がある。
b 駆血時に血管に張りがないため，血管の前壁に針が入ったと同時に血管の後壁まで針で貫いてしまう。

① 狭窄

血流不良の最も一般的な原因は狭窄である。エコー所見では上腕動脈血流量減少や血管抵抗指数上昇などの機能異常，狭窄などの形態異常が認められる。経皮的血管形成術（VAIVT：Vascular Access Intervention Therapy）を行うと穿刺困難は改善する（図4）。

VAIVT 前	VAIVT 後
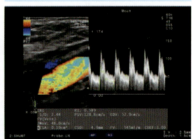	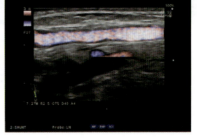
FV：178ml/min　RI：0.861	FV：545ml/min　RI：0.589
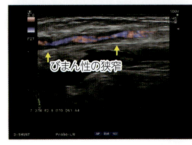	

（下池英明・大谷真彦・真崎優樹：バスキュラーアクセス診断学（春口洋昭 編），p.294-304，中外医学社，2012．より改変引用）

図4 血流不良（VAIVT部位再狭窄）により穿刺困難を呈した症例
上：VAIVT後，上腕動脈血流量（FV）が増加し，血管抵抗指数（RI）は低下
下：VAIVT後，狭窄部位は拡張

② シャント作成早期で血管未発達

　シャント新規作成後,シャント静脈が発達するまで(通常1～2カ月)はシャント血流が少なく,血管も拡張していないために穿刺困難を呈することがある.エコー所見ではシャント血流量が少なく,血管径も全体的に小さい.シャントの発達とともに穿刺困難は改善していくが,それまでの間は血管径が大きいところを見つけるなどして,なるべく穿刺しやすい部位に穿刺するようにする(図5).エコーガイド下穿刺は有用な手段である.

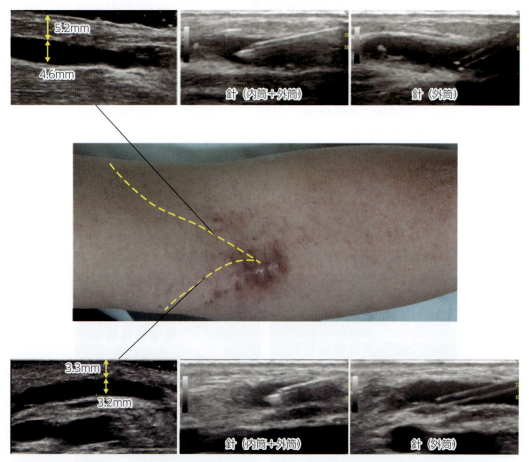

(下池英明・大谷真彦・真崎優樹：バスキュラーアクセス診断学(春口洋昭 編),p.294-304,中外医学社,2012.より改変引用)

図5 シャント作成早期に穿刺困難を呈した症例
　　（左上腕動脈と上腕静脈の吻合症例）

血管径が全体的に小さく浮腫も強い.3.2mm,4.6mmと比較的血管径の大きい部位にエコーガイド下で穿刺(左：穿刺前,中：穿刺中,右：穿刺後).

■ 血管の問題

① 血管径が小さい

血管径が小さいと，
- 診察が難しい
- 少しの針と血管の方向のずれでも針が血管の範囲からずれ血管をとらえにくい
- 血管をとらえたとしても少しの方向の違いで側壁を傷付けてしまう
- 前壁と後壁の距離がないため後壁を傷付けやすい

などの理由で穿刺困難を呈する（図6）。なるべく血管径の大きい部位を探し穿刺を行う。エコーガイド下穿刺は有用な手段である。

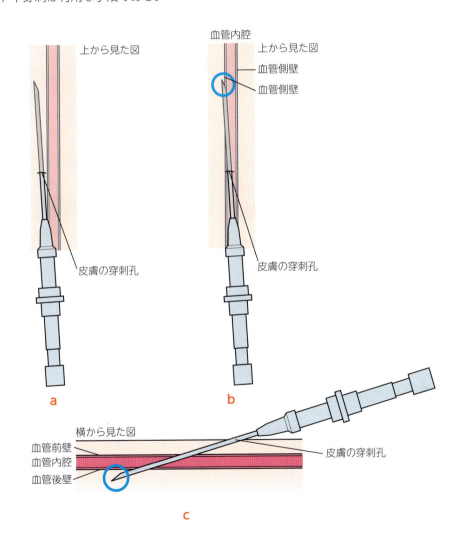

図6 血管径が小さくて穿刺困難を呈する理由
 a 針が血管をとらえていない
 b 針が血管をとらえた後，側壁に入り込んでいる
 c 針が血管前壁をとらえた後，後壁に入り込んでいる

② 血管走行

・深部走行

　血管が深部を走行していると触診では血管の径や走行がわかりにくい。また，皮膚の穿刺孔から血管の穿刺孔までの距離が長くなるため針の方向と血管の方向がずれやすい（図7 a-1）。さらに，針先が血管に到達するまでの距離が長いため針により大きな力を加える必要がある。そのため血管が扁平化することや，針が皮膚を通り抜けたあとに勢い余って長い距離を進むことにより血管の前壁と後壁を同時に貫いてしまう（図7 a-2）。対策としては，血管走行の浅い部分を見つけて穿刺を行う。穿刺部位変更が不可能なときは，穿刺時の角度を大きくし，皮膚の穿刺孔の近

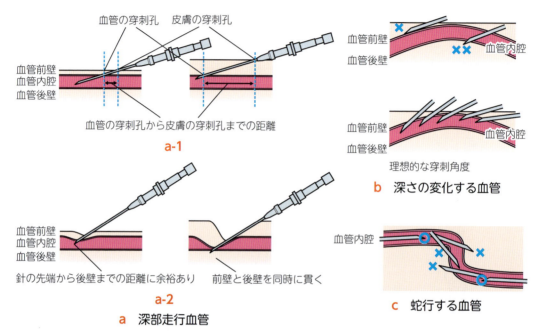

（下池英明・大谷真彦・真崎優樹：バスキュラーアクセス診断学（春口洋昭 編），p.286-293，中外医学社，2012．より改変引用）

図7 血管走行が原因で穿刺困難を呈する理由

a
a-1
左：浅い血管では皮膚の穿刺孔から血管の穿刺孔までの距離が短い。
右：深い血管では皮膚の穿刺孔から血管の穿刺孔までの距離が長い。
a-2
左：浅い血管では針の先端が血管内腔に到達したとき針の先端から後壁までの距離に余裕がある。
右：深い血管では針の先端が血管内腔に到達したとき後壁も同時に貫く。
b
上：深くなっていく血管で穿刺角度が小さいと，針が血管に到達しないか血管をかすめるだけとなる（×部位）。浅くなっていく血管で穿刺角度が大きいとすぐに血管の後壁まで針で貫いてしまう（××部位）。
下：理想的な穿刺角度（針が血管内腔の真ん中を進んでいく）を示す。角度は穿刺部位により異なる。
c
直線の部位の穿刺（○部位）と異なり，蛇行している部位の近傍に穿刺（×部位）すると血管外に針が進みやすい。

くで血管とらえるようにする，後壁を同時に貫いてしまわないように針をゆっくりと進める，などである．エコーガイド下穿刺が有用な手段である．深部走行血管のエコー像を図8aに示す．

- **深さの変化する血管**

深さの変化する血管では，部位により穿刺角度を調節しないと針が血管に到達しなかったり，逆に後壁を貫いたりする（図7b，図8b,c）．血管走行に応じて穿刺角度を調節する．また，エコーガイド下穿刺は有用な手段である．

- **血管蛇行**（図7c）

蛇行部位に穿刺すると側壁に針がいきやすい（図8d）．穿刺困難な場合の対策としては，より直線的な血管走行の部位を探し穿刺する．蛇行した部位に穿刺するときには内筒を進めすぎないよう注意が必要である．また，エコーガイド下穿刺は有用な手段である．

③ 血管形態（図9）

血管の凸凹により穿刺困難を呈することがある．例として瘤様の血管を示す．血管の形態を考えて穿刺部位により穿刺角度を変える必要がある（図10）．

④ 血管内腔

血管内腔の問題に関しては触診のみではわからないことが多く，エコーが有用である．

- **内膜肥厚**（図11a）

内膜肥厚部に穿刺すると抵抗を感じる．また，肥厚により血管内腔に狭窄が形成されると針は進みにくい．

- **血栓**（図11b）

血栓部に穿刺すると抵抗を感じる．また，血栓により血管内腔が狭くなると針は進みにくい．

- **静脈弁**（図11c）

静脈弁に向けて穿刺すると針が静脈弁に当たるため，それより先に進まない．

- **血管内隔壁・血管壁損傷**（図11d）

シャント血管内には隔壁が認められることがある．穿刺などで血管の壁の一部がはがれてできたものと考えられる．また，穿刺によると思われる血管壁損傷も多数認められる．これらの近傍で穿刺すると，針が隔壁内・損傷血管壁内に入り込むことがあり，針はそれより先に進まない．

- **石灰化**（図11e）

石灰化の部位は針が進まないために，穿刺部位の変更が必要となる．

- **血腫（血管外血腫・血管内血腫）**（図11f）

血腫には血液が血管の外に漏れだす血管外血腫と血管の壁内に漏れ出す血管内血腫がある．それらの近傍で穿刺すると，針が血腫腔を拡げるようなかたちで進んでいくことがあり，血管内腔に到達しにくい．また，血腫の影響で血管内腔が狭くなっているために針が進みにくい．血管外血腫は体表からある程度わかるが，血管内血腫は体表からはわからないので注意が必要である．穿刺失敗部位近傍の穿刺は避けるようにする．失敗部位近傍に穿刺せざるを得ないときには，エコーで血腫確認後あるいはエコーガイド下で穿刺するのがよい．

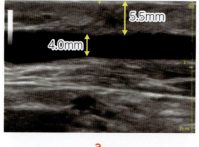

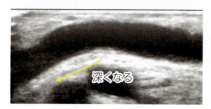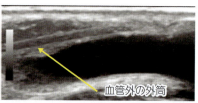

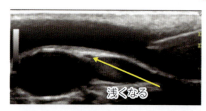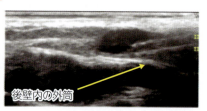

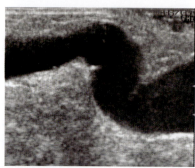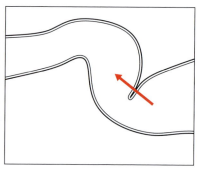

（下池英明・大谷真彦・真崎優樹：バスキュラーアクセス診断学（春口洋昭編），p.294-304，中外医学社，2012．より改変引用，春口洋昭 編著：バスキュラーアクセス超音波テキスト，p.185-190，医歯薬出版，2011．より引用）

図8　血管走行が原因で穿刺困難を呈した症例

a　血管径が4.0mmであるのに対し，血管の深さが5.5mmと深い。
b　深くなっていく血管
　　血管の深さが次第に深くなっていく部位に小さい角度で穿刺したため針が血管に届いていない（左：穿刺前，右：穿刺ミス後，穿刺方向は画像の右から左）。
c　浅くなっていく血管
　　血管の深さが次第に浅くなっていく部位に通常の角度で穿刺したため，外筒が血管後壁に潜り込んでいる（左：穿刺中，右：穿刺後，穿刺方向は画像の右から左）。
d　蛇行血管により穿刺困難を呈した症例。血管の折れ重なった部位に穿刺針が当たるために穿刺困難を呈していた（→：穿刺の方向）。

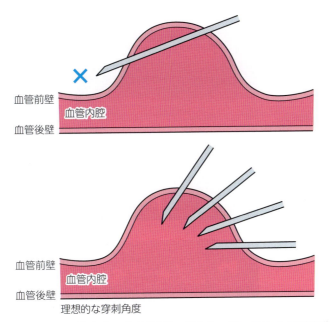

(下池英明・大谷真彦・真崎優樹：バスキュラーアクセス診断学（春口洋昭 編），p.286-293，中外医学社，2012．より改変引用）

図9 血管形態により穿刺困難を呈する理由

上：針の穿刺角度が小さいと穿刺針が一度血管内腔に入った後に再度前壁に刺さる。

下：理想的な穿刺角度（針が血管壁に当たりにくい）を示す。角度は穿刺部位により異なる。

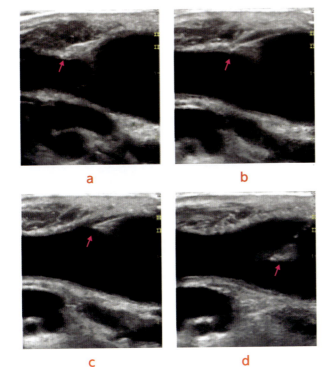

図10 血管形態が原因で穿刺困難を呈した症例（エコーガイド下修正例手順も示す）

a 穿刺針が血管の前壁に潜り込んでいる。
b エコーを見ながら穿刺針を引いてくる。
c 穿刺針が前壁からはずれる。
d 穿刺針を血管の真ん中に進める。

（下池英明・大谷真彦・真崎優樹：バスキュラーアクセス診断学（春口洋昭 編），p.294-304，中外医学社，2012．より改変引用）〔→：穿刺針（内筒＋外筒）〕

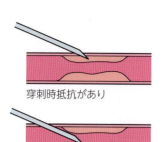
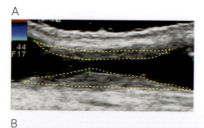
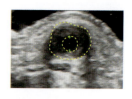

a 内膜肥厚
上：肥厚部に穿刺すると抵抗あり。
下：肥厚部が狭窄を呈すると針が進みにくい。

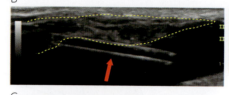
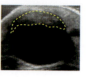
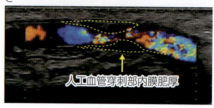

点線：内膜肥厚部
➡：外筒

A 全周性に内膜肥厚あり（左：長軸像，右：短軸像）。
B 前壁に内膜肥厚あり（左：長軸像，右：短軸像）。
C 人工血管穿刺部に内膜肥厚あり，高度の狭窄を認める。

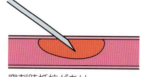
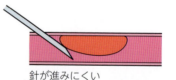

b 血栓
左：血栓に穿刺すると抵抗あり。
右：血栓のため血管内腔が狭くなり針が進みにくい。

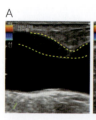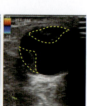　　破線：血栓部　　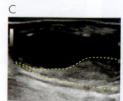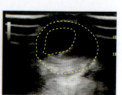

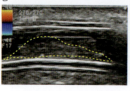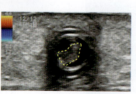　　　　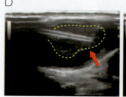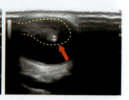

➡：外筒先端

A 前壁と後側壁に壁在血栓あり（左：長軸像，右：短軸像）。
B 人工血管内の可視範囲に血栓あり（左：長軸像，右：短軸像）。
C 後壁を中心に壁在血栓あり（左：長軸像，右：短軸像）。
D 瘤内に多量の血栓を認め，外筒は血栓内を通過している（左：長軸像，右：短軸像）。

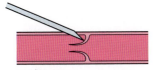

c 静脈弁
静脈弁より先に針が進まない。

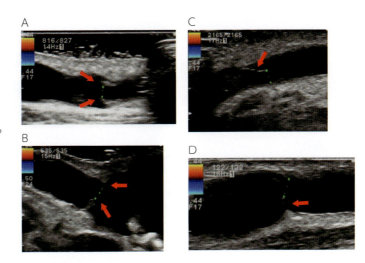

➡：静脈弁

A やや輝度が高く肥厚した弁が開放状態でみられる。
B 肥厚した弁により，血液の流れる部位が狭くなっている。
C 輝度のそれほど高くない薄い弁が開放状態でみられる。
D 1枚の肥厚した弁が閉鎖位でみられ，血液の流れる部位が狭くなっている。

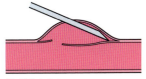

針が進まない

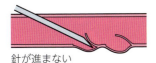

針が進まない

d 血管内隔壁・血管壁損傷
隔壁内・損傷血管壁内に針が入り込んで進まない。

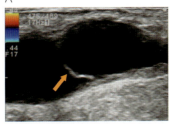

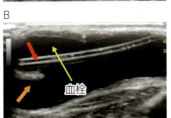

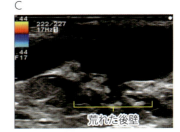

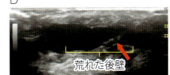

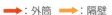

➡：外筒　➡：隔壁

A 隔壁が前壁から伸びている。
B 隔壁が前壁から伸びており，外筒が隔壁内に入り込んでいる。
C 表在化動脈の後壁損傷症例。
D 表在化動脈の後壁損傷部位に外筒が入り込んでいる。

図11 血管内腔に問題があり穿刺困難を呈する理由（次頁に続く）

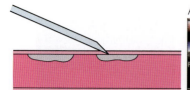

針がまったく進まない

e　石灰化
石灰化の部位に穿刺すると強い抵抗を感じ，針が全く進まない。

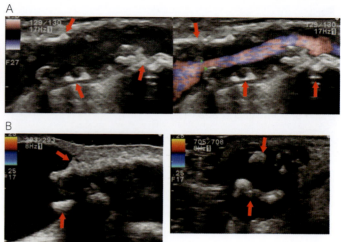

➡：石灰化

A　血管に石灰化を認め，血流の流れる部位が狭くなっている。
B　ほぼ全周性に石灰化を認める。

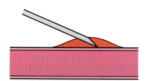

針が血腫腔を進む

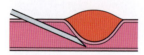

針が進みにくい

f　血腫（血管外血腫）
上：針が血腫腔を拡げるようなかたちで進んでいきやすく血管内腔に到達しにくい。
下：血腫の影響で血管内腔が狭くなっているために針が進みにくい。

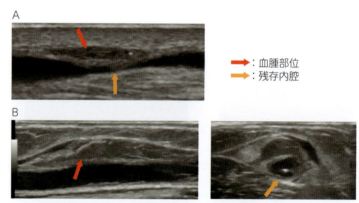

➡：血腫部位
➡：残存内腔

A　血管前壁側に血管外血腫を認め，血管内腔が狭くなっている。
B　血管前壁を中心に血管外血腫を認める。血管内腔は比較的保たれている（左：長軸像，右：短軸像）。

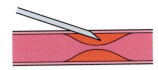

針が血腫腔を進む

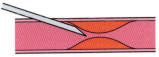

針が進みにくい

g　血腫（血管内血腫）
上：針が血腫腔を拡げるようなかたちで進んでいきやすく血管内腔に到達しにくい。
下：血腫の影響で血管内腔が狭くなっているために針が進みにくい。

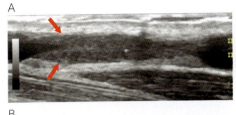
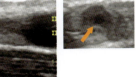

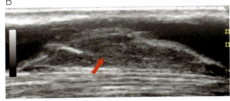
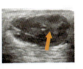

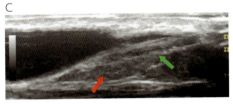

⇒：外筒先端
⇒：血腫部位
⇒：残存内腔

A　血管腔内に全周性に血腫を認め，血管内腔が狭くなっている（左：長軸像，右：短軸像）。
B　血管後壁を中心に血管内血腫を認め，血管内腔が狭くなっている（左：長軸像，右：短軸像）。
C　血管後壁に血管内血腫を認める。

（下池英明・大谷真彦・真崎優樹：バスキュラーアクセス診断学（春口洋昭 編），p.286-304，中外医学社，2012．より改変引用，春口洋昭 編著：バスキュラーアクセス超音波テキスト，p.185-190，医歯薬出版，2011．より引用）

図11　血管内腔に問題があり穿刺困難を呈する理由

② 穿刺時に起こりうる血管への影響

Point!

エコーを見て，どのようなトラブルが起こっているのかを理解し，そのトラブルが起こる血管要因，技術要因を考えることにより穿刺困難の原因がわかる。

1．穿刺時のエコー所見

エコーにより，針，血管およびその周囲組織が視覚的に観察可能である。そのため，穿刺時に起こっていることを視覚的に確認可能である。穿刺時のエコー所見例を図12に示す。

2. 血管の部位別トラブル頻度

当院で穿刺トラブル時にエコーを行い，針と血管との関係を調べたことがある。血管にまったく針が到達しない例（図12bのような症例）や，外筒が完全に血管内にない症例（図12cのような症例）を除外し，一度血管内腔に針が入った後，再度針が血管外に出たと思われる症例で，血管腔のどの部位に針の先端が刺さっているのかを調べた。その結果，全129件中後壁が95件（74％），

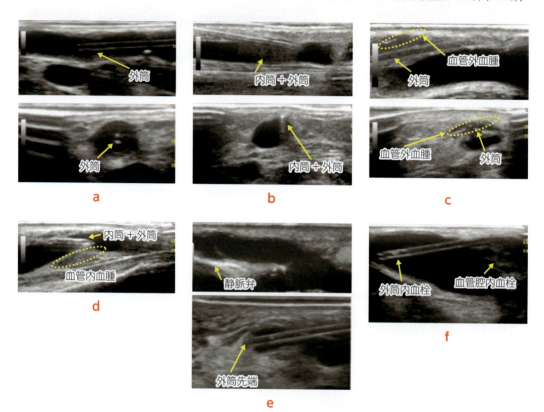

（下池英明・大谷真彦・真崎優樹：バスキュラーアクセス診断学（春口洋昭 編），p.294-304，中外医学社，2012．より引用）

図12 穿刺時のエコー所見

a 穿刺成功時のエコー所見：外筒が血管腔内に留置されている（上段：長軸像，下段：短軸像）
b 針が血管に到達していない（上段：長軸像，下段：短軸像）
穿刺時に針の把持部に血液の逆流を認めないために，エコーで確認すると針が血管に到達していなかった。
c 外筒が血管外に認められ，血腫が形成されている（上段：長軸像，下段：短軸像）
外筒を進めるときに抵抗あり。エコーで確認すると外筒が血管外に認められ血腫が形成されていた。
d 針の先端が後壁に刺さり，後壁を持ち上げている
穿刺時に血管の切れた感覚を認めなかった。エコーで確認すると針の先端が血管後壁に刺さっていた。
e 上：器質化した静脈弁を認める。
外筒を進めるときに抵抗あり。エコーで確認すると外筒先端が位置していたと思われる部位に静脈弁を認めた。
下：外筒先端が血管壁に入り込んでいる。
f 外筒は血栓内を通過している。外筒内にも血栓が認められる。
穿刺時抵抗あり。エコーで確認すると外筒が血栓内を通過し，外筒内にも血栓を認めた。

側壁が26件（20％），前壁が8件（6％）の頻度であった（図13）。それぞれのエコー所見例を示す（図14）。

上記結果が示すように，血管の後壁に針が到達し壁を傷つけてしまう症例が非常に多い。これは，血流不良（図4），血管が深部を走行している（図7a-2），血管の深さが次第に浅くなっていく（図7b）などの血管の問題以外に，駆血不良により血管の後壁まで針が到達してしまう（図29参照），大きな角度で穿刺したために針が後壁に到達した，など穿刺手技に問題があるときにも起こってくるためと思われる。一方，同じ血管の上下方向のトラブルである前壁は，血管が瘤様になっているなどの血管要因（図9参照）があるときにのみ起こってくるため，頻度としては少ないのだと思われる。側壁は，血管の方向と穿刺針の方向が一致していないのが大きな原因と考えられる。

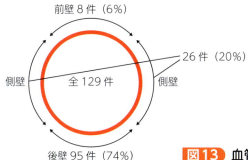

図13 血管の部位別トラブル頻度

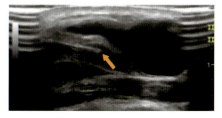
a

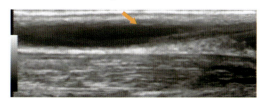
b

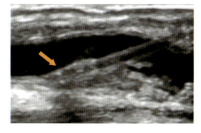
c

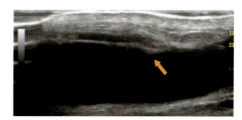
d

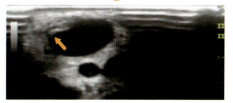
e

→：外筒先端

図14 穿刺トラブル時のエコー所見例
a 外筒が後壁に入り込んで血管内血腫を形成している
b 外筒が後壁に入り込んでいる
c 外筒が後壁に入り込んでいる
d 外筒先端が血管前壁に入り込んでいる
e 外筒先端が血管側壁に入り込んでいる

表4 穿刺トラブル時のエコー所見のチェックポイント

エコー所見	チェックポイント
血管要因(表1)の有無	血管要因を診察で認識できていたか？ 血管要因を認識した穿刺ができていたか？
針と血管との関係	
針が血管の上方にあり血管に到達していない	診察で血管の深さを認識できていたか？ 穿刺角度が小さくなかったか？
針が血管の左右にずれていて血管に到達していない	診察で血管の走行を認識できていたか？
針が血管内に入り，再度血管外に出ている	
後壁	血流不良はないか？ 血管の深部走行はないか？ 浅くなっていく部位に穿刺していないか？ 駆血はよかったか？ 穿刺角度が大きくなかったか？
側壁	診察で血管の走行を認識できていたか？ 駆血はよかったか？
前壁	血管の形態を認識できていたか？(【例】瘤様の血管) 穿刺角度が小さくなかったか？

　穿刺トラブル時のエコー所見のチェックポイント(表4)を示すが，実際にはこれらの複数の要因が重なることも多いと考えられる。穿刺技術向上のためには，血管診察，穿刺手技(駆血，穿刺時の針の方向，角度など)とエコー所見を比較し，何が穿刺困難の原因となっているのかを考えて対策を立てていくことが大切である。

3. 穿刺血管別穿刺困難の原因 (図15)

　穿刺困難は，「❶形態的な特徴がある血管のエコー画像」(p.27)で述べたように，種々の要因で起こってくるが，血管により特徴的なものがある。これらを知ることにより，穿刺技術の向上につながると思われる。以下，代表的なものを述べる。

・前腕橈側皮静脈：血管径が小さいことが多い。また，蛇行していることも多い。
・前腕正中皮静脈：体格のよい患者では，深部を走行していることが多い。
・橈側正中皮静脈：血管が3次元的に蛇行していることが多い〔「❶血管の解剖を知ることの大切さ」(p.43)で述べる〕。
・尺側正中皮静脈：血管が3次元的に蛇行していることが多い〔「❶血管の解剖を知ることの大切さ」(p.43)で述べる〕。
・上腕橈側皮静脈：血管径が小さいことが多い。血管分岐が少なく，血管の固定が悪いことが多い。
・前腕尺側皮静脈：血管が蛇行していることが多い。血管分岐が少なく，血管の固定が悪いことが多い。
・上腕尺側皮静脈：血管が深部を走行する。

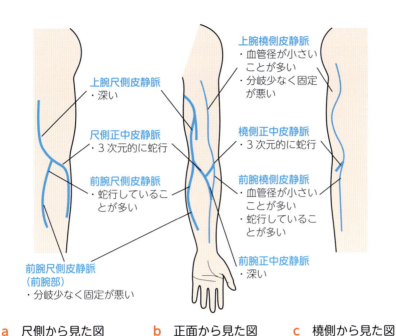

a 尺側から見た図　　b 正面から見た図　　c 橈側から見た図
図15　穿刺血管別穿刺困難の原因

血管の触察技術

1 血管の解剖を知ることの大切さ

Point!
健常人での血管解剖，透析患者でのシャントの経年的変化を理解する。

1. 穿刺における血管解剖を知ることの大切さ（表5）

動脈走行，静脈走行は患者により多少の違いはあるが，基本的走行は決まっている。血管の解

表5　穿刺における血管解剖を知ることの大切さ

1　血管診察が容易になる
穿刺前の血管診察 深部走行血管など診察でわかりにくい血管の診察 穿刺部位が見つからないときの新たな穿刺部位検索
2　安全な穿刺
動脈誤穿刺が防げる

剖を知ることにより，血管診察が容易になる．日常の診察に加え，深部走行など触診でわかりにくい血管でも解剖が頭にあれば，ある程度の血管走行は予測できる．また，穿刺部位が少なく新たな穿刺部位を探すときにもどこを探せばよいかがわかる．診察に役立つのみでなく，動脈の走行を知ることにより動脈誤穿刺を防ぐことが可能であり，安全面にも有用である．健常人での血管解剖およびエコー所見を示す（図16）．

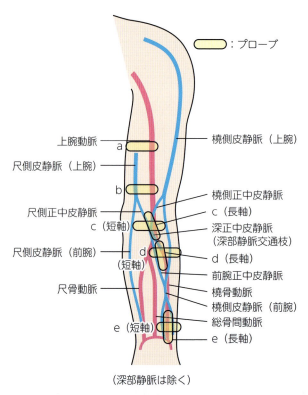

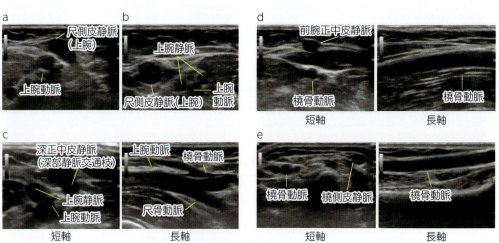

図16 健常人での血管解剖およびエコー所見

2. 透析患者におけるシャントの経年的血管変化を知ることの重要性

　透析患者特有の血管変化を知ることも大切である。健常者と比べ，血管内血流の多い透析患者では，動静脈ともに拡張蛇行している。また，石灰化を認める頻度も高い（図17）。健常者では，動脈は肘部と手首近傍で体表近くを走行する（やせた患者では肘部の数cm下方でも体表近くを走行する）。一方，透析患者では動脈が拡張蛇行することにより，上記以外の部位でも体表面近くを走行するようになる。また，同様に静脈も拡張蛇行する。その結果，動脈が静脈の下方を走行したり，体表面で並走したり，体表面近くで交差することがある（図18）。穿刺時に動静脈を区別すること，静脈の下を動脈が走行している可能性も考えて穿刺することが大切である。図19に透析歴23年の患者のシャント肢とエコー所見を示す。

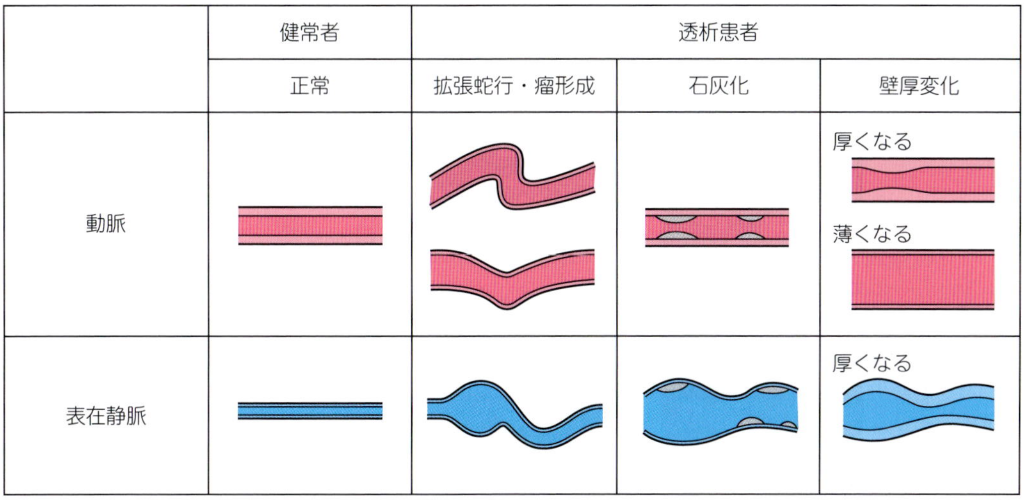

	健常者	透析患者		
	正常	拡張蛇行・瘤形成	石灰化	壁厚変化
動脈				厚くなる / 薄くなる
表在静脈				厚くなる

図17 透析患者の血管変化

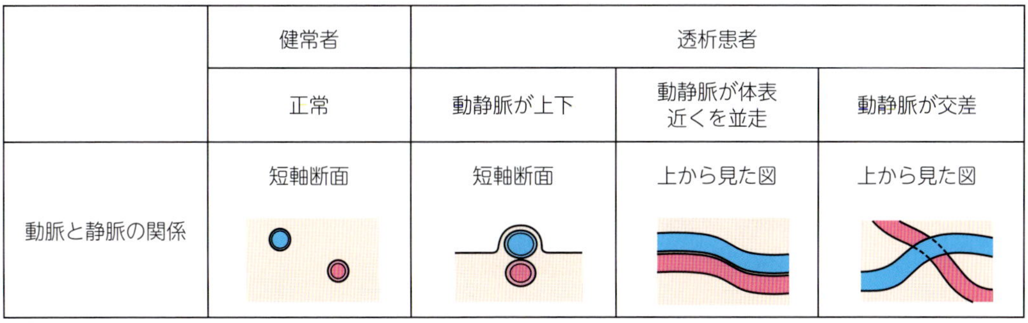

	健常者	透析患者		
	正常	動静脈が上下	動静脈が体表近くを並走	動静脈が交差
動脈と静脈の関係	短軸断面	短軸断面	上から見た図	上から見た図

赤：動脈，青：静脈

図18 透析患者の動静脈の関係

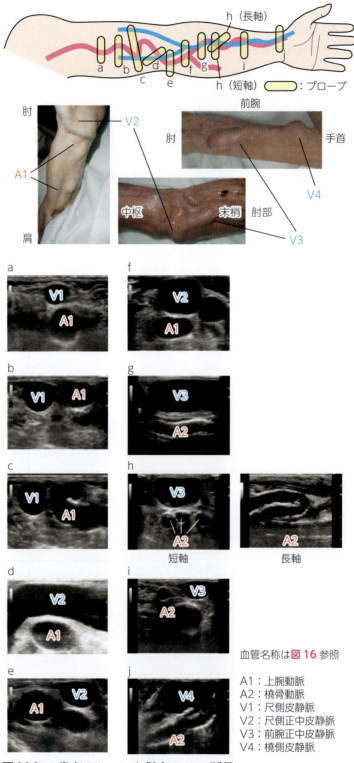

図19 透析歴23年の患者のシャント肢とエコー所見

腕の写真：動静脈が拡張蛇行しているのが体表からわかる。
エコー図：動静脈が拡張蛇行（a〜j）し，石灰化を認める（b，cのA1，h，jのA2，V4など）。
動脈と静脈が上下の位置関係にある部位（a，d，f，g，h，i，j）や，近接して走行している部位（b，c，e）もある。

3. 肘部近傍の血管走行を知ることの重要性

> **Point!**
> 肘部近傍の血管解剖を理解し，血管の部位による穿刺困難要因を理解する。

　肘部近傍には，穿刺に使用される表在静脈が多く存在するので，その解剖を知ることは大切である。肘部には，表在静脈のほか，上腕動脈，橈骨動脈，尺骨動脈などの動脈，深正中皮静脈（深部静脈交通枝）や深部静脈（橈骨静脈，尺骨静脈）などが走行している（図20）。エコーで見ると，体表面のみでなく，深部にも多数の血管が認められる（図21）。以下，肘部における血管の特徴と穿刺の際の注意点を述べる。

① 血管の分岐・合流

　肘部近傍には血管の分岐・合流が多くみられる。前腕正中皮静脈は橈側正中皮静脈と尺側正中皮静脈に分岐している（図22b）。橈側正中皮静脈は前腕橈側皮静脈と合流し，上腕橈側皮静脈となる（図22a）。尺側正中皮静脈は前腕尺側皮静脈と合流し，上腕尺側皮静脈となる（図22c）。分岐合流部では血管の走行方向が大きく変わることが多く，変わった方向と反対方向の血管壁を傷つけやすい。分岐部に向けて穿刺するときには，分岐部から離れたところから穿刺する必要がある（図23）。

② 深正中皮静脈（深部静脈交通枝）

　体表からは触れないが，前腕正中皮静脈が橈側正中皮静脈と尺側正中皮静脈に分岐する近傍から末梢方向に深正中皮静脈（深部静脈交通枝）が分岐し，深部へ潜り込み深部静脈とつながる（図22d）。

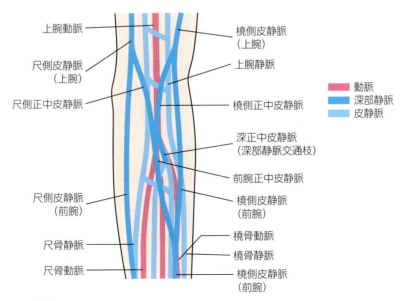

図20 肘部付近の血管解剖（左腕）

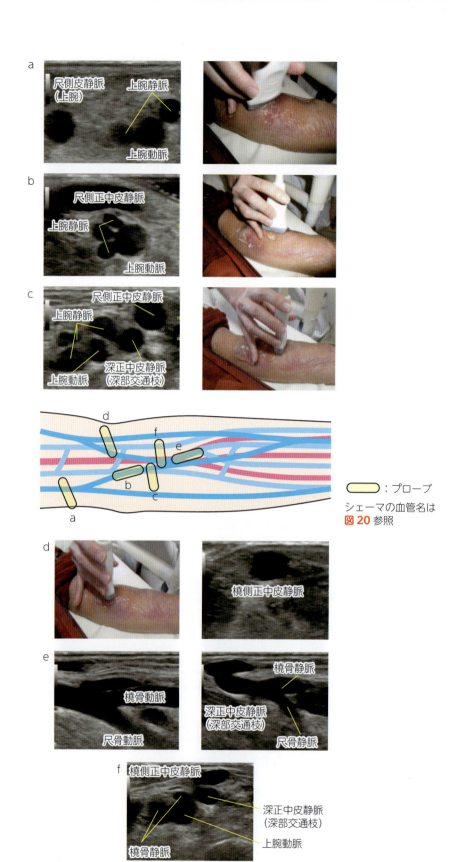

図21 肘部付近の血管のエコー画像（左腕）

a
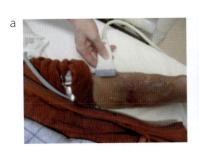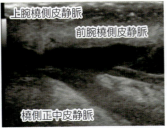

b
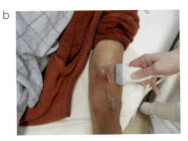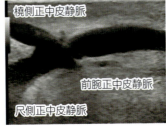

シェーマの血管名は図20参照

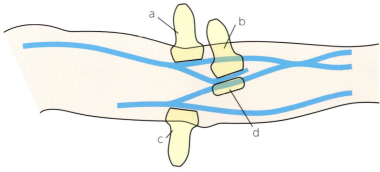

c
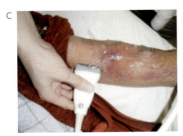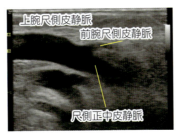

d
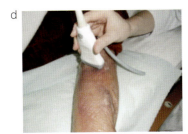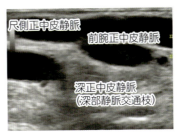

図22 肘部近傍の血管の分岐・合流（左腕）

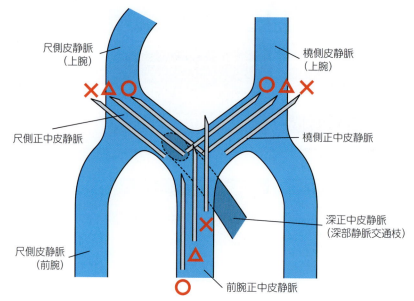

a 末梢から中枢に向けて穿刺

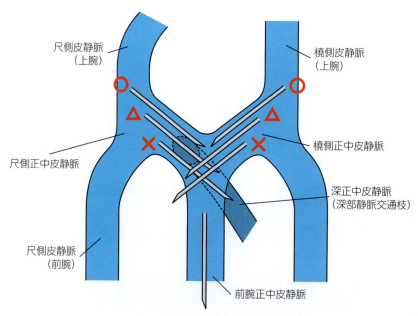

b 中枢から末梢に向けて穿刺

○：分岐部に針の先端がかからないので穿刺として適している。
△：分岐部に針がかかるので，注意が必要である。
×：分岐部の血管壁を針が傷つけるので穿刺として適さない。

図23 血管分岐部近傍での穿刺時の注意点（左腕）
前腕正中皮静脈，橈側正中皮静脈，尺側正中皮静脈での穿刺を示す。

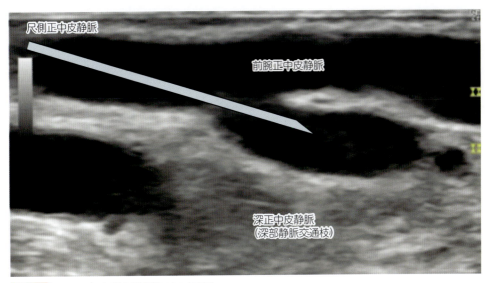

図24 深正中皮静脈近傍での穿刺
深正中皮静脈内に針が入り込むことがあり，注意が必要である．

橈側正中皮静脈あるいは尺側正中皮静脈から末梢方向に向けて穿刺角度を深めに穿刺するときには，針が深正中皮静脈に進むことがある．穿刺中のトラブルに加え，透析中に脱血不良や静脈圧上昇を起こすこともあり，注意が必要である（図24）．

③ 血管蛇行

「❶形態的な特徴がある血管のエコー画像」（p.33）で述べたように，血管蛇行は穿刺困難の原因となりうる．血管蛇行の機序には2種類ある（図25）．血管の体表面からの距離が変化することによる蛇行（図25a）と血管の体表面からの距離は変わらないが，解剖的に体表面が直線的でないために起こる蛇行（図25b）である．橈側正中皮静脈・尺側正中皮静脈（特に尺側側）は，肘より中枢の部位になると手の丸みを帯びている部位を走行するために，図25bのような機序で血管が蛇行している．

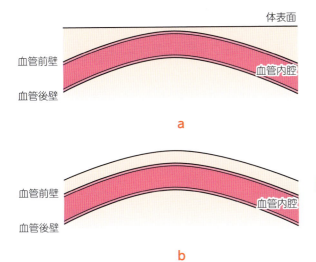

図25 血管蛇行の2つの機序
a 血管の体表面からの距離が変化することによる蛇行
b 解剖的に体表面が直線的でないために起こる蛇行

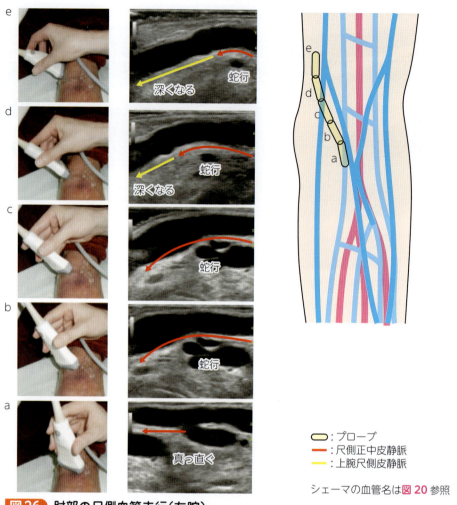

図26 肘部の尺側血管走行（左腕）

プローブをa → b → c → d → eと中枢に移動させると尺側正中皮静脈は次第に蛇行しているのがわかる。また、上腕尺側皮静脈は次第に深くなっているのがわかる。

図26に例を示す。尺側正中皮静脈（赤線部位）は、図26aの部位では血管が真っ直ぐ走行しているが、「b→c」と中枢に移動するにつれて図25bのような原因で蛇行している。

④ 上腕尺側皮静脈

尺側正中皮静脈が前腕尺側皮静脈と合流して上腕尺側皮静脈になると、血管が次第に深部を走行するようになる（図26d,e）。穿刺時に針が血管に到達するように、穿刺の角度を大きくする、穿刺針の長さを長くするなどを検討する必要がある。

⑤ 動静脈の交差・並行

肘部の上腕動脈は体表近傍を走行している。そのため、尺側正中皮静脈と上腕動脈が交差・並走することが多い。また、前腕正中皮静脈と橈骨動脈も上下で走行、あるいは体表近傍を並走していることがあり（図19）、穿刺時に動脈誤穿刺しないように注意が必要である。

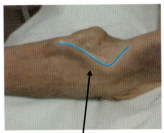
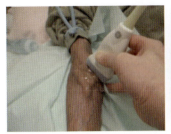
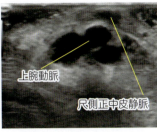
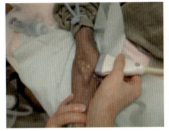
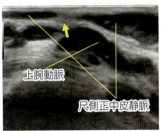
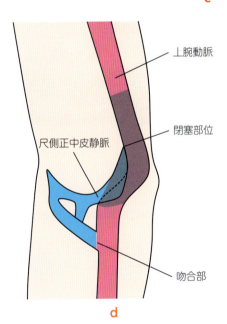

図27 肘部直上で尺側正中皮静脈が閉塞している症例（右前腕バスキュラーアクセス）

a 　触診上，尺側正中皮静脈は上腕部まで開存しているように思われた。
b・c 　エコーで見ると，尺側正中皮静脈は閉塞し，その真下に上腕動脈が走行していた（b：短軸像，c：長軸像，黄色矢印：尺側正中皮静脈閉塞部位）。
d 　エコー所見シェーマ：尺側正中皮静脈が閉塞した部位の下に上腕動脈が走行していた（斜線は触診で尺側皮静脈が上腕部まで開存しているように思われた部位）

　また，肘部で尺側正中皮静脈が上腕動脈の上で閉塞している症例などでは，触診上あたかも尺側正中皮静脈〜尺側皮静脈が開存しているように触診されることがある。上腕動脈を尺側正中皮静脈などと間違えて穿刺しないように注意が必要である（図27）。

⑥ 深部静脈

　肘部近傍では深部静脈が表在静脈の直下を走行している。図28に前腕正中皮静脈に穿刺後，前腕の痛みと血腫を認めた症例のエコー所見を示す。前腕正中皮静脈と深正中皮静脈（深部静脈交通枝）の間に一部血栓化した血腫腔を認め，両血管からの血流を認めた。前腕正中皮静脈から中枢に向けて穿刺した際に，穿刺針が深正中皮静脈（深部静脈交通枝）まで到達したのが原因で血腫が形成されたものと考えられた。

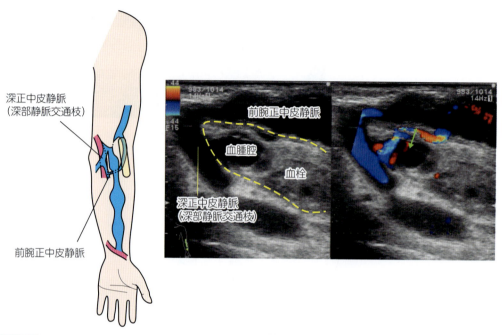

図28 前腕正中皮静脈，深正中皮静脈（深部静脈交通枝）から，皮下組織内に血流を認めた症例

エコーでは，前腕正中皮静脈から血腫腔への血流を示す（→）。

⑦ まとめ

　以上述べたように，肘部には種々の穿刺困難な要因や合併症の要因がある。また，複数の要因が重なることによる高度な穿刺困難例（【例】尺側正中皮静脈〜尺側皮静脈や橈側正中皮静脈〜上腕橈側皮静脈での血管の分岐・合流，血管蛇行による3次元的な蛇行）が認められることがある。上述したような基本となる解剖を知ることにより，穿刺技術の向上が図れるものと思われる。

② 駆血と触察技術は穿刺成功の要

　穿刺が成功するかどうかの大きな要因として，良好な駆血（図32）ができるか，血管の触察がうまくできるかがある。この2点について以下に述べる。

■ 良好な駆血が必要な理由（図29）

　透析の針は太く，内筒と外筒の段差が大きい。穿刺時段差が皮膚で引っかかり，皮下組織を通して血管にも上方より圧が加わる。段差部が皮膚を通り過ぎたあとに，外筒が皮下組織，そして血管の中に入っていく。

　良好な駆血状態では，外筒が皮膚を通過して血管内に入っていくときに血管が円形に近い状態にあるため，針先から後壁までの距離がある。一方，駆血が不十分だと外筒が皮膚を通過して血管内に入ったときに針の先端と血管後壁との距離が小さく，少し針を進めただけで血管後壁を針の先端で傷付けてしまう。外筒が皮膚を通過する前にすでに針の先端で血管の後壁を貫いてしまうことすらある（図30）。「2. 血管の部位別トラブル頻度」（p.40）で述べたように，針が後壁を傷付けてしまい穿刺困難を呈することが多いことの一因として，駆血が悪いこともあると考えられるため，良好な駆血は大切である。

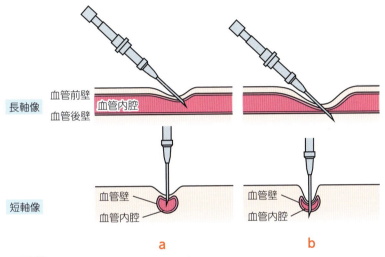

図29 良好な駆血が必要な理由

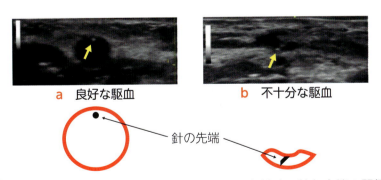

図30 良好な駆血および不十分な駆血における穿刺時の針と血管の関係（短軸像）
a
針の先端が血管内に入ったとき血管は円形を保っている。
b
血管が圧迫され血管腔が狭くなっている。また，針の先端は後壁に到達している。
（黄色矢印：針の先端）

■ **駆血帯の種類**（図31）

　駆血帯には，チューブタイプ，ピンチタイプ，ワンタッチタイプなどさまざまな形のものがある。チューブタイプやピンチタイプはゴム製のものが多く，駆血帯をはずす際に片手で行えるなど操作性がよい。また，素材としてラテックスフリーの駆血帯もあり，ラテックスアレルギーの患者で使用される。

　駆血帯は，使用によるゴムの劣化の程度，駆血帯の長さ，素材（ゴム，ラテックスなど）により，駆血の感覚に違いがある。そのため，自分用の駆血帯（マイ駆血帯）をもつことにより，穿刺の成功率は高くなると考えられる。

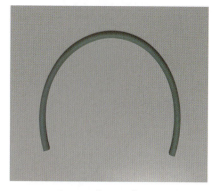 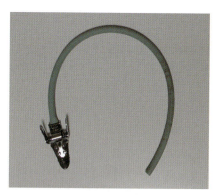

　　a　チューブタイプの駆血帯　　　　　b　ピンチタイプの駆血帯

図31　駆血帯の種類

■ **駆血のポイント**

① 駆血の強さ

> **Point!**
> 強すぎる駆血は動脈血流を遮断して駆血状態が悪くなる。

　駆血が弱いと，静脈血流が遮断されずに血管の張りが弱くなる。一方，駆血が強すぎると動脈血流も遮断するために血管の張りを失うことがあるため注意する。

　駆血圧について収縮期血圧と拡張期血圧を基準として分類し，駆血状態によるシャント静脈血管内圧の変化を示した（図32）。ちなみに，収縮期血圧は動脈血流が完全に遮断される圧，拡張期血圧は動脈血流が遮断されずに流れる時の最も高い圧である。

　駆血をしていない状態では，動静脈ともに血流は抵抗なく流れていく。そのため，シャント静脈血管内圧は吻合部から徐々に低下していく。また，その低下の度合いは大きい（図32a）。

　駆血の程度が拡張期血圧以下の場合，動脈血流はまったく遮断されないが，静脈血流が駆血程度により遮断（一部〜症例により全部）される。そのため，シャント静脈血管内圧は吻合部から駆血部まで徐々に低下していく。その低下の度合いは駆血をしていない状態よりは小さい（図32b）。

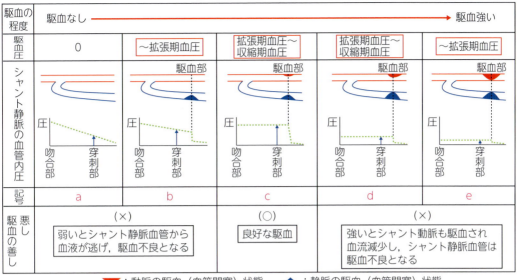

図32 駆血の程度の違いによるシャント静脈の血管内圧変化

　駆血の程度が拡張期血圧と収縮期血圧の間にある場合，動脈血流が一部遮断され静脈血流はほぼ遮断された状態になる。そのため，シャント静脈血管内圧は吻合部から駆血部まで一定の圧となる（図32c）。この状態が一番良好な駆血といえる。ただし，この状態でさらに駆血の程度を強くし動脈血流の遮断状態が強くなると，動脈血流が減少し，シャント静脈血管内圧は低下していく（図32d）。

　駆血の程度が収縮期血圧を超えると動脈血流が完全に遮断されるため，シャント静脈血管内圧はかなり低下する。

　このように，理論上は拡張期血圧と収縮期血圧の間にもっともよい駆血圧が存在することになる。実際の症例では，動脈，静脈の駆血のされやすさ，血管の分岐や深部静脈への血流，血管の深さなどによりこのようにならないこともあり，患者個々に応じた圧の調整が必要となる。いずれにせよ，強すぎる駆血はシャント静脈血管内圧が低くなり，穿刺困難を呈してくることを頭に入れておく必要がある。特に動脈が表在に近い部位での駆血，痩せた患者や高齢患者での駆血（動脈が体表近くを走行している）時には，容易に動脈が駆血されるので注意が必要である。

② 駆血部位

　前述したように，表在静脈が駆血されても駆血部より末梢側の深部静脈に血流が流れるために，駆血が不十分となる症例もある。このような症例では，表在静脈と深部静脈が交通する部位の末梢側を駆血するとよい。特に前腕正中皮静脈などの前腕部にある血管を穿刺する時には，深正中皮静脈（肘部深部静脈交通枝）の末梢の駆血が有用である。また「①駆血の強さ」（p.56）で述べたように，動脈が表在にある部位での駆血はなるべく避けるようにする。

③ 駆血時間

　駆血直後は，十分に血管が張っていないことが多い。時間の経過とともに血管の張りがよくなってくる症例も多い（図33）。

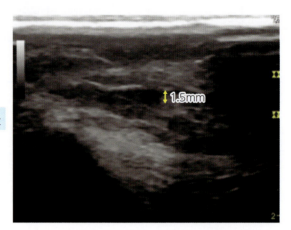

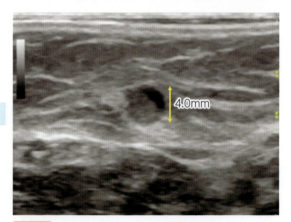

図33 駆血時間による血管径の変化
駆血30秒後には，1.5mmの血管径が，2分後には4.0mmまで拡張している。

④ 特殊な駆血が有効な場合

・人工血管

　人工血管は分岐がないため，穿刺部位よりも静脈側の人工血管を指で押さえ駆血すると，動脈血流を遮断することなく人工血管内血流が完全に遮断され，良好な駆血となる（図34）。

・駆血部位まで分枝のないシャント血管

　人工血管と同様な理由により，側副路や分枝のでる前の部位を，指で押さえ駆血すると良好な駆血となる（図35）。

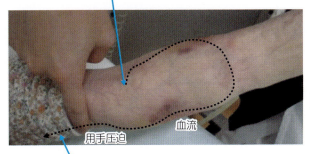

図34 人工血管の駆血
穿刺部より静脈側吻合部を指で押さえ駆血している。

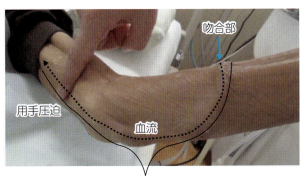

図35 駆血の部位まで分岐のないシャント血管での駆血
分岐がでる前の部位を指で押さえて駆血している。

⑤ 駆血の注意点

　作成して日の浅いシャントでは血管壁が薄いため，針を刺入したと同時に針の刺入部から皮下出血を起こす場合がある。このような血管では介助者に用手法にて駆血をしてもらい，針が血管内に入ったと同時に駆血を緩めてもらうようにする。

⑥ 通常の駆血で血管が張りにくいとき

　駆血で血管の張りが弱いときには，上述した駆血の強さ，駆血部位，駆血時間が適当であるかを検討する必要がある。また，それらに問題がなくても，低血圧やシャント狭窄などでシャント血流が少なくなることにより血管の張りがよくないことがある。血行動態の改善やシャントVAIVTを検討する必要がある。また，エコーガイド下穿刺では針と血管の状態をみながら穿刺可能なため，駆血状態のよくない状態で穿刺せざるをえないときには有用な手段である。

■ エコー用いた駆血状態の判断

　前項で述べたとおり，駆血は穿刺成功の要となる。しかし，深い位置にある血管などは，良好な駆血かどうか触診でわかりにくいことも多い。良好な駆血かどうかをエコー画像で判断する方法としてプローブ圧迫法がある（図36）。

　血管を描出しながらプローブで強めの圧で圧迫したときに血管が円形を保っていれば血管内圧が高いと考えられ，よい駆血といえる。一方，プローブで圧迫したときに血管がつぶれてしまうようなら血管内圧が高くないと考えられ，良好な駆血とはいえない。

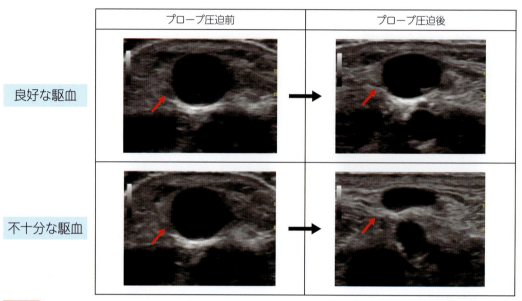

図36 プローブ圧迫法

■ 触察技術の向上におけるエコーの役割

　駆血同様に触察技術も穿刺成功の要である。最近普及してきたエコーガイド下穿刺では高い成功率が報告されている。これは，ブラインド穿刺では血管や針を直接見ることができずに，触察のみで穿刺を行っていたのに対し，エコーガイド下穿刺では，血管や針を直接見ながら穿刺することが可能であるからである。また，穿刺トラブル時，ブラインド穿刺時では原因が不明のことが多かったが，エコーによりその原因がわかるようになってきた。

　血管，針などが見えるというエコーの特徴はまた，触察技術の向上にも役立つ。ブラインド穿刺時には自分の触察所見が正しいかどうかは不明であったが，エコーを用いれば正しいかどうかがはっきりする。このように，触察所見とエコー所見を比較しながら触察技術を高めていくことが可能であると思われる。

●文献

1) 下池英明, ほか: バスキュラーアクセス超音波テキスト, p.180-184, 医歯薬出版, 2011.
2) 真崎優樹, ほか: バスキュラーアクセス超音波テキスト, p.185-190, 医歯薬出版, 2011.
3) 下池英明, ほか 著, 春口昭洋 編: バスキュラーアクセス診断学, p.286-293, 中外医学社, 2012.
4) 下池英明, ほか 著, 春口昭洋 編: バスキュラーアクセス診断学, p.294-304, 中外医学社, 2012.
5) 真崎優樹, ほか: 透析スタッフのためのバスキュラーアクセス超音波検査, p.92-96, 医歯薬出版, 2017.
6) 下池英明, ほか: 透析スタッフのためのバスキュラーアクセス超音波検査, p.128-133, 医歯薬出版, 2017.
7) 下池英明, ほか: エコー下シャント穿刺. 腎と透析81巻別冊アクセス2016, p.10-13, 2016.
8) 平山遼一, ほか: 穿刺トラブル時の針先修正法の標準化-看護師, 臨床工学技士によるエコーガイド下針先修正325件の経験より-. 腎と透析77巻別冊アクセス2014, p.179-183, 2014.
9) 細川典子, ほか: 透析中のトラブル(脱血不良, 静脈圧上昇)対応の標準化-看護師, 臨床工学技士による透析室でのエコーよりわかってきたこと-. 腎と透析77巻別冊アクセス2014, p.148-150, 2014.
10) 大谷正彦, ほか: 透析室でのエコーは穿刺技術向上に有用である. 腎と透析72巻別冊アクセス2012, p.239-241, 2012.
11) 渡邊活気, ほか: バスキュラーアクセス穿刺技術向上に対するエコーの有用性-透析室へのポータブルエコー導入の穿刺に与える影響-. 腎と透析81巻別冊アクセス2016, p.50-51, 2016.

4 穿刺ミスを誘発する特徴がある血管の触察とエコー所見の対比

川原田貴士

はじめに

　穿刺前の「診・聴・触」は，必ず行う基本準備である。この情報を得て血管イメージや穿刺イメージを頭で描き，穿刺を実践していく。そのなかで多くの穿刺者が経験する穿刺ミスだが，原因の多くは，穿刺者のイメージと実際の血管が合致していないということである。この合致していないずれに答え合わせしてくれるのが，「エコー」での実像という認識である。

　施設全体として考えても，穿刺トラブルを軽減させる手段としてエコーでのスクリーニングは重要となる。穿刺時の注意点やエコー所見を載せたレポートなどの活用により，情報共有や共通認識を強化させることや，エコーガイド下穿刺により血管損傷やミスをなくすことが，トラブル防止に繋がる。

　また，穿刺ミスの頻度や血管評価をもとに穿刺難易度を分類しておくことも，穿刺を「する側・される側」双方にとって安心や計画性を与えることができる。

　ここでは，ありがちなミスや症例を解説しているので，参考にしていただければ幸いである。

1 血管の蛇行

　穿刺部位選択の基本として，蛇行していない真っ直ぐな血管が第一選択であるが，選択できる部位が少なく蛇行している血管を選択せざるを得ない場合がある。

　この場合，ありがちな穿刺ミスとしては，蛇行に気付かずに血管を損傷するケースである。一見真っ直ぐな血管に見えても，のように「血管内で穿刺針を進めた先が蛇行していたため，血管壁を損傷してしまう」，あるいは「穿刺は問題なかったが留置針を蛇行部に固定し静脈圧が上昇してしまう」などのミスやトラブルが考えられる。

　部位によって縦横様々な方向への蛇行が考えられるため，エコーでの形態評価やレポートなどを作成し血管を全体的に評価し把握する必要がある。

　問題なく透析をするために「どこに穿刺するか」だけではなく「どこから穿刺し，どこに針先を置くか」という穿刺プランが重要になってくる。

　血管の評価や穿刺プランをもったうえでエコーガイド下穿刺を実践していくと，より確実な穿刺が可能となる。

1. 図2は返血側として使用している上腕橈側皮静脈である。触診ではスリルをもとに予測はできるが、血管走行の把握が難しく、深部へ潜っていく縦に蛇行した走行の血管である。

　図2の長軸像で見てもわかるように、穿刺部から中枢に向かって下行していくのが確認できる。ここで予測される穿刺ミスとしては、図3のように「穿刺針の挿入角度が足りず血管前壁を損傷してしまう」「深さを意識しすぎて後壁を損傷してしまう」などのケースがあげられる。縦の蛇行は、上腕だけでなく肘部周辺の血管合流部や分岐部にも同様のミスが考えられる。

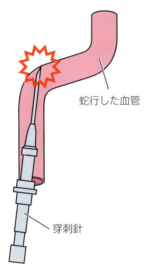

図1 蛇行を触知できず損傷

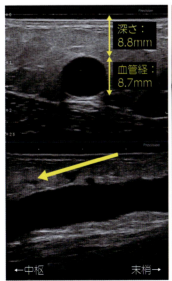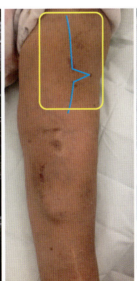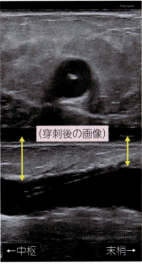

図2 上腕穿刺部から深部へ走行する血管　上：短軸像，下：長軸像

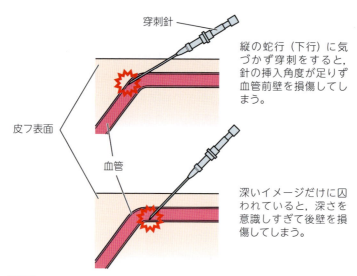

図3 予測される穿刺ミス

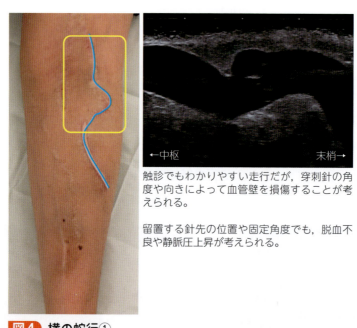

図4 横の蛇行①

　深さの変化によるスリルや走行の違いを触診で確認できる場合もあるが，走行の把握が難しい血管は，穿刺イメージを描くのも難しい。穿刺トラブルを防ぐためにも，この場合はエコーでの走行確認や穿刺針の挿入角度を確認したうえで，エコーガイド下穿刺での確実な穿刺針留置が必要である。
　また，「一部分のみ触知できるが途中からわからない」といった場合も，エコーでの確認をお勧めする。

2. 横の蛇行として主に見受けられるのが前腕の血管である。図4は，前腕の橈側皮静脈を示し

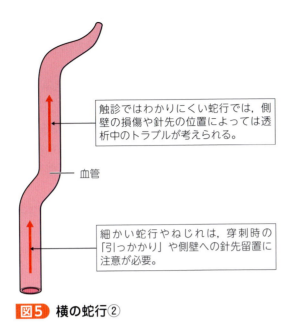

図5 横の蛇行②

ている。血管径も大きく，視診である程度の走行を把握できる非常に穿刺が容易な血管に見える。しかし，穿刺ミスを誘発する点としては，前腕側面まで血管が位置していることもあり，カーブを描き立体的な蛇行をしている。穿刺針を進める向きや角度によっては，血管壁を損傷させる可能性がある。このケースは，触診でのイメージとエコーでの実際が合致しているか確認し，留置する針先の位置をエコーガイド下穿刺にて決めることで，透析中のトラブルなども回避できる。

また，図5のような，細かい蛇行の血管は触診ではわかりにくい場合があり，穿刺時や透析中のトラブルが考えられる。小さな蛇行やねじれは穿刺ミスを誘発しやすいため，触診での血管イメージがはっきりしない場合は，エコーで確認すると安心である。

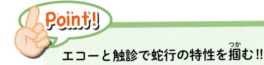

エコーと触診で蛇行の特性を掴む!!

2 触診の困難な血管

血管の未発達や穿刺部位の選択肢が少ないVAでは，触知することが困難な部位への穿刺が課せられる。また，高血流量のシャントは心負荷が大きく，**高拍出性心不全を生じること**[1]や，導入年齢の高齢化などもあり，心負荷を抑えるための低血流量シャントは，近年のVA作製において増加していくことが予想される。そのため，今後このような触察や穿刺が困難な血管への穿刺技術が求められてくる。

1. 図6のような脂肪が厚い上腕では，血管が太くても深い位置にあるため，触診での感覚として血管か否か判断するのが難しく，血管の深さや穿刺角度の予測も難しいため，血管走行の把握は困難である。

    穿刺部位の選択も，上腕を除くと前腕へ集中してしまうため，VA寿命を考慮すると上腕での穿刺は，選択肢の1つとなる。

2. 深くに位置する血管に対して考えておきたいのが，穿刺部から留置後の針先までの距離，つまり穿刺針の長さである。標準の穿刺針では「穿刺部から血管までの距離」が困難でない穿刺対象血管よりも長いため，「血管挿入部から留置針先までの挿入距離」が確保できない可能性があり，抜針のリスクが高くなる(図7)。

    このようなリスクが少しでも考えられる場合は，通常使用している穿刺針の長さよりも長い規格のものを使用することをお勧めする。

3. 図8は，上腕の橈側皮静脈で血管径がやや小さいため，触診による確認は辛うじて触知できる程度で，スリルはない。そのためブラインドでの穿刺は，ミスをする確率が高い。

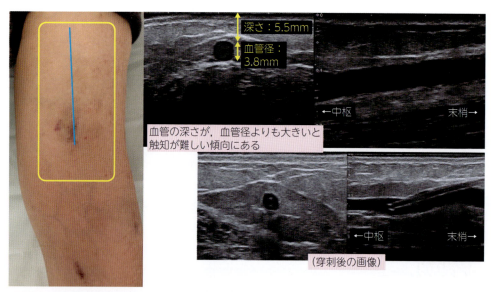

図6 血管径は大きいが深く触知困難な血管

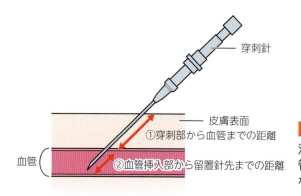

図7 穿刺部から留置部までの距離
深い血管の場合は，抜針予防のため血管内の留置距離も考慮しなくてはならない。

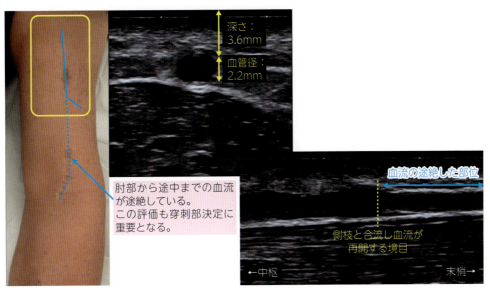

図8 触知できるが血管径が小さく穿刺困難な血管

　写真でも少し壁不整などで痕跡が確認できるが，過去に穿刺部位として使用していた肘部から上腕にかけての血管は閉塞しており，選択肢としては数えられない。前腕血管も肘部から深部への折り返しとなっており，選択肢として残されたのが，図8に示している上腕の橈側皮静脈と前腕の尺側皮静脈であり，いずれも細く穿刺困難な部位である。

　エコーでのスクリーニングにより，血管径や深さ，走行を確認し，エコーガイド下での穿刺を実践すれば，穿刺ミスはほとんど回避できる。

　また，この症例では肘部から「どこまで閉塞しているか」も穿刺部位を決定する重要なポイントとなるため，エコーでの確認は必須である。

> **Point!**
> 穿刺部位の前後の血管走行や形状もスクリーニングしてみる!!

③ 血管分岐部

　血管分岐部としてイメージしやすい部位としては，尺側と橈側の内外へ広がる正中皮静脈の分岐であるが，いくつかわかりにくい分岐の形状をしている血管もある。分岐部が触診では確認が容易でない血管や，分岐部は触知できるが，その先の走行がわかりにくい血管などが存在する。

　分岐部手前から穿刺し分岐部を損傷するミスや，穿刺針の先が本幹ではなく血流量の少ない分枝へ留置され，脱血不良や静脈圧上昇の原因となるトラブルが考えられる（図9）。

　そのため，エコーでの事前のスクリーニングやエコーガイド下穿刺を実践し，トラブルの回避を行うことが必要である。

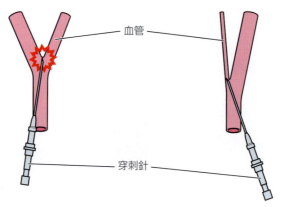

a 分岐部の確認を触知できず損傷　b 誤って低血流側へ留置

図9 分岐部に起こりやすいトラブル

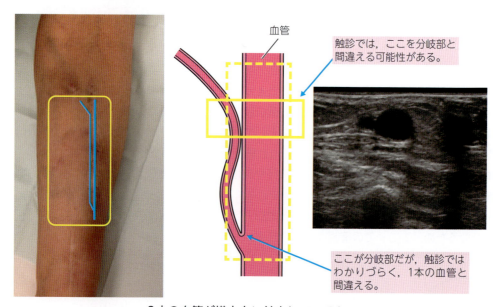

a 2本の血管が横方向に並走しているケース

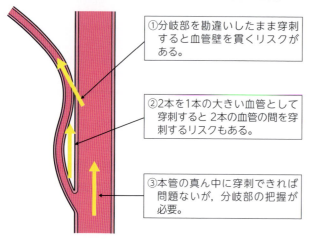

b 2本の血管が並走している穿刺部位

図10 分岐がわかりづらい血管

1. 図10aは，吻合部直上で分岐し2本が隙間なく横方向に並走しているため，1本の太い血管と触知してしまう。

    触診の際は，駆血していない場合としている場合での変化を観察し，分岐部を見極めることが重要である。それでもわかりにくい場合は，エコーでの確認が必要となる。

2. 図10bでは，穿刺時の注意点を示している。

    ①の部位を分岐部と触知したまま穿刺をした場合，向きを間違うと血管壁を貫通し血腫や血栓形成のリスクがある。

    また，V-Vシャントを形成することもあるため，VA作製後のスクリーニングやレポートの作成は重要である。

    ②の部位では，血管の大きさを誤って触知した場合，血管の間に穿刺してしまうことも考えられるため，駆血後の触診も重要なポイントである。

    ③の部位は，本幹に穿刺できているため問題ないが，分岐部を確認できていない場合，分枝への針先留置が考えられるため，脱血不良などの透析中トラブルに注意が必要である。

3. 立体的な縦の分岐でよく経験するのが肘部の正中である。肘部（関節部）は，多くの血管が集結し分散していく高速道路のジャンクションのような部分である。ここでは，中枢方向や末梢方向，さまざまな用途での穿刺がされており，穿刺ミスやトラブルも時折見受けられる。

    図11のように，肘部から末梢方向への穿刺の場合，穿刺針の挿入角度が大きくなってしまうと深部の正中静脈へ針先が迷入することがある。血管真上からの触診では，縦の分岐は確認できないことが多く，血管径や分岐の形は多少個人差があるため，あらかじめエコーでスクリーニングをしておくと穿刺はスムーズに実践できる。トラブルが多い場合は，エコーガイド下穿刺での確実な穿刺針の留置をお勧めする。

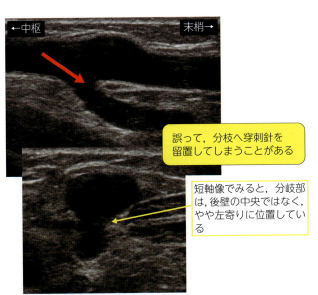

図11 立体的（縦）に分岐し並走しているケース

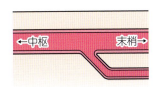

横からの断層図であれば分岐（合流）がわかるが，触診では分岐の確認は難しい。

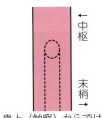

真上（触察）からでは分岐（合流）がわからない

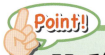

エコーで分岐部を確実に特定する!! 触診の感覚との違いを確認!!

④ 穿刺対象血管に対して並走または交差する血管

　しばしば見受けられるのが，穿刺したい部位を横断する静脈である。これに気付かず横断する静脈も一緒に穿刺してしまうと，内出血や血腫の原因となる。熟練穿刺者によるこのようなミスは少ないと思われるが，新人や穿刺初心者への教育として，まずは視察と触察による血管特性の把握が必要である。

　穿刺対象血管を邪魔する静脈を避けながら，穿刺針の挿入から留置までをエコーガイド下で実践しリスク回避に役立てたほうが安全である。

1. 並走する血管として最も注意したいのが，図12のような穿刺対象血管に並走する動脈である。このような部位は穿刺対象として避けられることが多いが，VAの状態によって穿刺せざるを得ない状況や，穿刺部位を増やす目的などにおいて，十分選択肢の1つとして数えられる。

　　しかし，動脈損傷などのトラブルは是が非でも避けたいため，エコーを活用し確実な穿刺が必要である。注意点として，並走する2つの血管径が類似している場合，動静脈の確認を怠るとエコーガイド下穿刺においても動脈へ穿刺するというミスが起こってしまう。エコーでの確認時は1度プローブで血管を圧迫し動静脈の確認が必須である。拍動する方が動脈，虚脱する方が静脈である。

　　あとは，確実にVAへの穿刺をエコーガイド下にて実践すれば動脈損傷のリスクは回避で

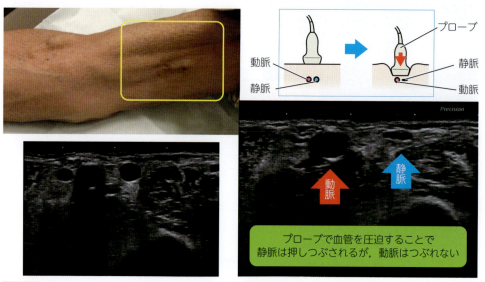

 静脈に並走する動脈

きる。

2. 図13aは，皮膚に近い上層に位置する血管を示している。駆血前は細く小さいが，駆血をすることで血管が拡張し，触診による対象血管の深さのイメージに迷いが生じてしまう。これにより，穿刺針の挿入角度が足りず血管を見失うことや，対象血管上部にある血管に穿刺してしまうミスが考えられる。上部にある血管に気付けていない場合は，穿刺ミスの原因がわからず繰り返すことも予測されるため，エコーで確認し，穿刺時の注意点や安全な穿刺部位を示しておいたほうがよいだろう。

3. 図13bは，穿刺対象血管にまとわりつく静脈を示している。上腕の橈側皮静脈や尺側皮静脈に時折見受けられる。穿刺部位がここに位置する際は，エコーを活用し，まとわりつく静脈を傷つけないように確認しながら穿刺すると，内出血などは避けられる。

4. 血管がやや深い位置に走行している場合は，触察では確認困難なため，エコーでのレポートなどを作成し，リスクのある部位をシェーマや写真で提示しておくと情報共有や注意意識に役立つ。エコーガイド下穿刺を実践すれば，穿刺部位の選択ができるため，図13bの場合は，①または③の部位を選択するとリスク軽減が図れる。

5. 触診において注意しておきたいのが，図14のような動脈の上にシャント血管が走行するケースである。

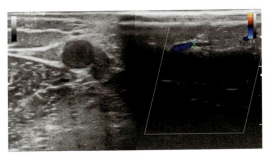

a 穿刺対象血管上部に並走する静脈

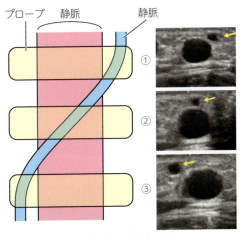

b 静脈にまとわりつく静脈

図13 穿刺対象血管を邪魔する細い静脈

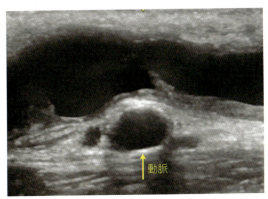

図14 穿刺対象血管と交差する動脈
狭窄のジェット流によるスリルと動脈が下を走行して拍動も同時に触知されてしまう。

- スリルは動脈の拍動と重なり，問題のない流れと触知されてしまう。
- 狭窄が存在していても，気付かない可能性があり，間違った触診での評価になってしまう。
基本的な血管走行を理解し，各患者における動静脈の走行を把握しておくことが触診において重要である。
また，図14のような画像をレポートへ載せておくこともトラブル予防につながる。

> **Point!**
> 触診で騙された血管はエコーで正体を暴く!!

⑤ 前後径の格差（狭い箇所）がある血管

穿刺時に「引っかかる」という言葉を耳にすることがあるが，これは静脈弁や内径の差によって針先の進入を妨げているものである。

自己静脈では，血管が太く発達した部分とそうでない部分が混在し内径の差が生じる。この場合は，触診でも十分にわかるため，触知した自身のイメージとエコーでの評価を合致させておくと穿刺がスムーズに実践できる。しかし，触知しにくい部位の内径格差に関しては，トラブル防止のためエコーでのスクリーニングが重要である。

また，表在化動脈でも石灰化が進むと，この「引っかかり」が発生することや，穿刺の最初から石灰化に当たってしまい穿刺針がまったく進められないことがある。無理に穿刺針を進めると，痛みや血管損傷の原因となるため，エコーガイド下での安全で正確な穿刺を実践することがトラブル防止に重要となる。

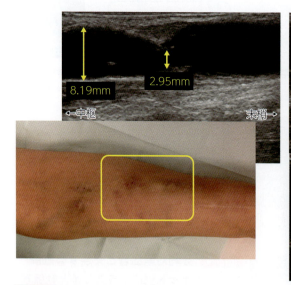
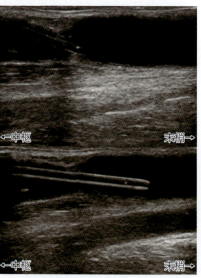

図15 狭窄における内径格差

1. 図15は，均一で一定の径に見える血管内に内膜肥厚型の弁狭窄が存在し，穿刺時に「引っかかり」を感じる内径格差の部位である。触診では，弁狭窄と同様で，そこまで狭窄を感じることがない。ブラインド穿刺でも通過できる程度の狭窄だが，無理に穿刺針を進めると狭窄部を損傷し狭窄悪化のリスクがあるため，エコーガイド下穿刺にて，スムーズな通過を実践したほうがよい。
2. 図16は，やや瘤化した血管径の大きい部分における内径格差である。狭窄に見える部分は，血管径が5.19mmと通常の血管よりもはるかに太い。

   この場合，注意しておきたいのが内径格差の部分を穿刺針が通過する位置である。格差が発生している部分は，後壁付近に位置しているため，針先を後壁付近の深い位置まで進めなくてはいけない。エコーでのスクリーニングやレポートでの確認をしていても，ブラインドでの穿刺は難易度が高くなる。後壁や格差部分の損傷を防ぐためにも，エコーガイド下で針の進入を確認しながらの穿刺が重要である。
3. 内径格差が血管のどの位置に発生しているかも重要なポイントとなる。前壁に位置している場合は，触診では内径格差を確認することは困難である。また，中央付近の中途半端な位置に格差が生じている場合は，位置が特定しにくく，やや穿刺が難しいことが予測される（図17a）。

   図17bのように，左右の壁に格差が寄っている場合も，その位置関係の特定が難しく，それを針で通過するのは困難である。触察でのイメージと実際の深さや形状にずれが生じやすいため，それぞれの内径格差の特性を触診とエコーで把握しておくことが重要である。
4. 石灰化した血管も，内径格差による「引っかかり」が発生する。図18は，上腕動脈表在化だが，石灰化した部分は，触診では石のような硬さを感じる。これが厚くなると，穿刺針の進入が困難なくらいの硬さとなり，無理に進めると外筒を損傷するケースがある。

   また，血管の全体的な石灰化が強くなると迷路のような血管内の走行となり，穿刺針を進めることが難しくなってくる。エコーガイド下穿刺で，この迷路を上手くすり抜けて針を進めることが必要である。

   自己血管内シャントにおける石灰化も同様のことが考えられる。

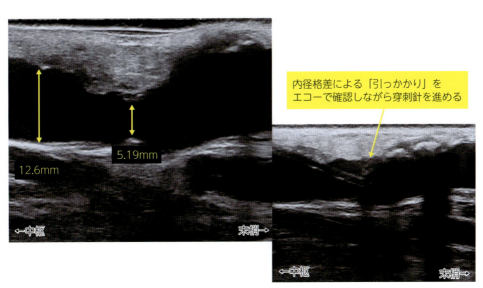

図16 太い血管における内径格差

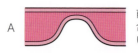
前壁付近での格差の場合，触診での確認は難しい

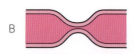
血管の中心での格差の場合，触診で確認はある程度できるが，穿刺がやや難しくなる

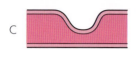
後壁付近での格差の場合，触診で確認できるが，穿刺針の角度に注意が必要

a 内径格差の位置①

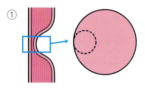

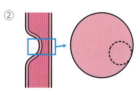

触診では，①は左寄りに②は右寄りに格差を確認できるが，深さや形状は確認が容易ではない

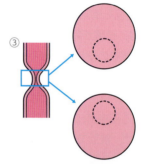

触診では，中央に格差を確認できるが，深さや微妙な位置関係はわかりにくい

b 内径格差の位置②

図17 内径格差

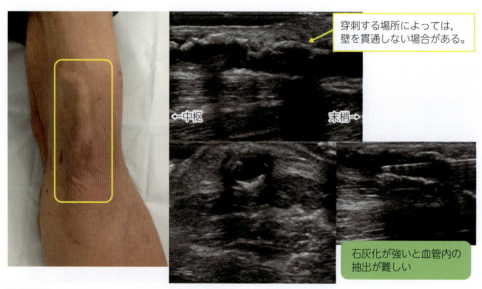

穿刺する場所によっては，壁を貫通しない場合がある。

←中枢　　末梢→

石灰化が強いと血管内の抽出が難しい

図18 動脈表在化の石灰化による迷路

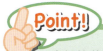
内径格差の位置をつきとめる!!

❻ 血管前壁上部の血管外血腫や瘢痕

　血管外の血腫は，穿刺ミスや抜針後の止血ミスによるものが多い。穿刺ミスによるものは，「❶血管の蛇行」で述べたような蛇行する血管に対し前壁や側壁を損傷し形成することが多く，患者の痛みが伴わない場合などは気付かずに見過ごしてしまうことがある。そのため，穿刺がスムーズに施行できなかった場合などはエコーで確認しておいたほうがよいだろう。

　止血ミスによるものは，止血時間や圧迫圧の不足などが原因で内出血を伴い血腫を形成してしまう。基本的には止血完了後に穿刺部周辺やシャント音などの状態をスタッフが確認してから，患者には帰宅してもらうほうがリスクは低くなる。

　触診による注意点としては，血腫や瘢痕を血管として触知してしまうことである。これを「血管だ」という感覚で穿刺を実行してしまうと，抵抗や硬さを感じ，普段の血管を穿破する感覚は伴わない。また，血管ではないことに気付かず穿刺を続けると，状態によっては事態を悪化させてしまう。触診で穿刺部周辺を押した際や駆血した際に，患者の痛みや違和感などの訴えがないか確認し，穿刺者でも普段との違和感があった場合は，エコーでの確認が必要である。

　まずは，最近の穿刺状況や止血具合の把握が重要であり，「穿刺ミスはいつしたのか」「自宅で出血などはなかったか」などの情報は穿刺者全員で共有しておく必要がある。

　血腫発覚後は必要な処置を行い，毎透析時にエコーでの状態観察を実施し，経過を評価していく。経過観察期間中は血腫部への穿刺は避け，穿刺部位をその「末梢へ移すのか」「中枢へ移すのか」は，脱血側，返血側によって変わってくる（図19）。

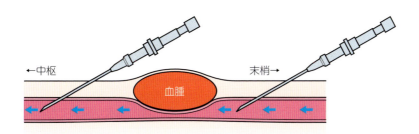

図19　血腫発生後の穿刺部位選択
a　血腫より中枢で返血するのは問題ないが，脱血は血腫の影響で血流が確保できない可能性がある。
b　血腫より末梢で脱血するのは問題ないが，返血は血腫の影響で静脈圧上昇の可能性がある。

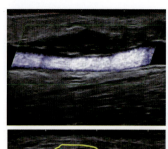
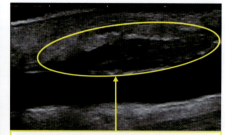
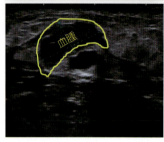

表皮に内出血がある場合は，誰が見ても気付くことができるが，そうでない場合，触診で血腫を血管と間違うリスクがある。

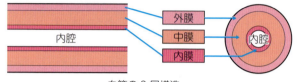

血管の3層構造

図20 血管外血腫

　血腫の悪化や再損傷を防ぐために，エコーにて状態を把握し，エコーガイド下での確実な穿刺の実践でこの状況を乗り切ることが重要である。

　図20は，穿刺ミスによって中膜に血液が溜まり発生した血腫である。発生から日数が経っていない場合は，触察時に患者の痛みがあることが多く，内出血も伴う場合は穿刺部位を変える選択ができる。しかし，ある程度血腫が吸収され痛みが伴わなくなった場合，この血腫の硬さを血管として触知してしまう可能性がある。上述したように，情報共有と血腫消失までの観察は重要である。

穿刺経過や血管状態の把握が，早期発見のポイント!!

7 血栓

　閉塞や血栓は，急激な除水や発汗，体液不足などによる血管内脱水が原因で起こることが多く見受けられる。

　また，分岐の多い血管では，側副血行路へ血流が盗られることで，一部分の血流が不足し，シャント機能を保ったまま血栓ができてしまうことがある。

1. 血栓の部分が穿刺対象血管の場合，血管径を保ったまま硬くなるため，**図21a**のように，触診では血栓があってもわからない場合がある。穿刺時におかしいと感じたら，駆血をはずした状態と駆血をした状態で血管の硬さが違うか触診にて確認する。

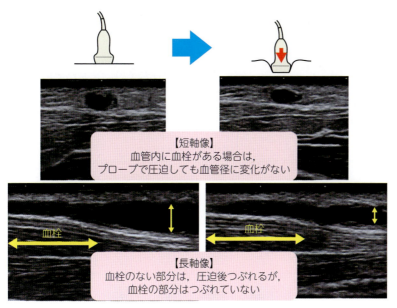

a 血栓

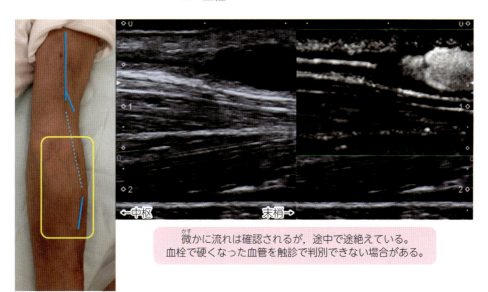

b シャント本管が途中で閉塞

図21 血栓の確認

　図21aの短軸像左はプローブで押す前，右はプローブで押したときのものである。ほとんど血管径に変化がない。血栓がない状態では，駆血の有無で血管径の変化が生じるため，触診でも硬さの変化を確認できる。

　血栓の評価はカラードプラなどの血流を確認できる機能でもわかるため，血栓の影響を考えると，この機能を入れて確認することを優先する。

　なお，血栓を強く押して評価する場合は，血栓がフローティングしていないこと（飛ぶことがないこと）を確認することが重要である。

2. 図21bは，前腕中間部から上腕までの本管に血栓が発生し，血流が途絶えてしまった自己血管内シャントである。血流は側副血管へ流れているため，機能としては保たれている状態だが，「どこからどこまでが血栓なのか」ということが，穿刺部位の選択としてエコーでの評価は重要となる。また，レポートやVAマップなどは，情報共有のツールとして重要な材料となる。

駆血前後の触診で違いのわかる穿刺者に!!

シャント血流量の低下

シャント血流量の低下を疑う理学的所見としては，透析中の脱血不良がある。狭窄の出現とともにシャント血流は低下していく。狭窄に関しては形状や好発部位など様々存在するが，まずここでは，触察での原因究明を解説していく。

脱血不良発生時，脱血側の「穿刺部位や針の向きはどうであったか」「血流量の低下なのか針先の問題なのか」など根本的な原因を究明しなくてはいけない。また，責任病変は針先よりも，「末梢なのか中枢なのか」も確認が必要となる。

根本的な体液量の不足でも血流量の低下につながるため，DW（ドライウェイト）が適切なのかについても確認しておく必要がある。

触診のポイントとしては，「血管の張り（硬さ）の程度」と「スリルの程度」がどのように変化しているのかが重要となる。狭窄よりも上流（吻合部寄り）は血管が張っており，スリルは強く感じ拍動にちかい。狭窄よりも下流は血管の張りが弱まり，柔らかく，スリルも非常に弱く感じる。

また，図22には理学的所見の採り方としても有効な手段となる「上肢挙上法」を示している。**1箇所に狭窄があり，その中枢には狭窄がない場合，挙上することによって狭窄より中枢の静脈が虚脱して凹む。そのことを利用して狭窄部を同定する方法である**[2]。

発達したラージシャントにおける手段として，吻合部に最も近い位置にある狭窄を確認するためには，非常に有効な方法であり，その虚脱具合と透析中の所見によって責任病変か否かの評価にも繋げられる。

血流量低下の原因を突き止める!!

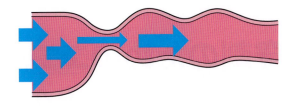

① 心臓より上肢を下げた状態では，血流が狭窄を越えて流れる。
② 上肢を心臓より上げた状態にすると，血流が狭窄を越えられず，中枢の血管は虚脱状態になる。

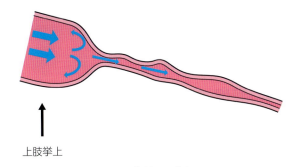

上肢挙上

a　血管モデル

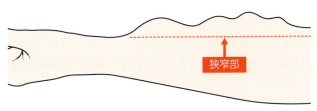

① 心臓より上肢を下げた状態では，ラージシャントは膨らみを保っている。
② 上肢を心臓より上げた状態にすると，狭窄部より中枢のラージシャントは，縮んで張りがない状態になる。

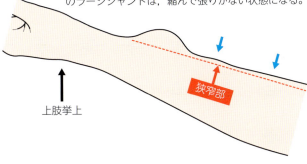

上肢挙上

b　シャント肢モデル

図22　上肢挙上法

●文献
1) 社団法人日本透析医学会：2011年版慢性血液透析用バスキュラーアクセスの作製および修復に関するガイドライン．透析会誌別刷 44巻9号, p.91, 2011.
2) 春口洋昭 著：実践シャントエコー, p.17, 医歯薬出版, 2013.

5 穿刺のためのエコー画像調整と描出のコツ

人見泰正・木船和弥

人見泰正

見たいエコー画像をよりよく調整する

① 超音波の基礎知識

　エコーガイド下穿刺を行ううえで，超音波診断装置（超音波装置）の画質を適切に調整することは，穿刺成功率を上げるための基本となる。そのうえで，超音波装置の仕組みの理解と，画質調整に必要な知識の備えは重要なポイントとなる。ここでは，そのための基礎を解説する。

　まず，超音波（エコー）とは何か，そして何故超音波で体内の様子が画像化できるのか，そのなかで映るものと映らないものの違いは何かについて述べる。次いで，血管穿刺用超音波装置の特徴と構造，および使用上の留意点について述べ，最後に超音波が画像化される際に発生する音響学的な虚像の特徴について，穿刺時に注意すべきものに焦点を当てて解説する。虚像は，超音波で映し出された画像が真実かどうかを判別するための大きな判断材料になるため，その理解は大変重要である。

■ 超音波とは

　超音波とは，人の耳では聞くことのできない高い音のことをいう。音の単位は周波数（振動数）で表される。周波数とは1秒間に音の波が何個あるかという指標である（）。単位はHz（ヘルツ）で表され，一般的な超音波装置には3〜20MHz前後の周波数が用いられる。人が耳で聞くことのできる音の範囲は20〜20,000Hzであり，これを可聴域（音波）という。超音波とは可聴限界の20,000Hzよりも高い音のことを指し，逆に20Hz以下の低い音は超低音とよばれる。自然界ではイルカやコウモリなどの動物が超音波を発信し，その反射音により対象物を認識していることが知られている。

■ なぜ超音波で体の中が見えるのか

　前述のとおり超音波とは音の一種であり，超音波装置は音のもつ性質を利用することで体内組織を画像化している。まず，そのなかで基本となるのが，**やまびこの原理**である。やまびこは，

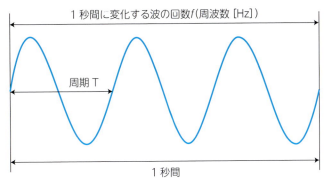

図1 音波の変化と周波数の関係

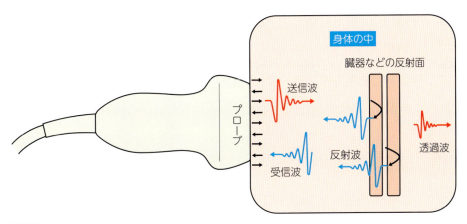

図2 超音波の画像化原理

「やっほー」と言った声（音）が山にぶつかり，はね返ってきて自分の耳に聞こえる。音には，物にぶつかると反射するという性質がある。「やっほー」と言ってから聞こえるまでの時間を計ることで，山までの距離もわかる。超音波を生体に当てて，返ってきた反射波をデータ処理して画像化することで，臓器の形や大きさ，血液の流れの速さなどを調べることができる。超音波画像の基本は音の反射であり，それを利用することで初めて画像がつくられる（図2）。また，音にはそれ以外にも，異なる媒質の境界面で，散乱，屈折，減衰をしながら進むという性質がある。超音波画像は，それらの性質すべてが作用してつくられた，音から得た画像である。

■ 超音波で映るもの映らないもの

超音波の反射は，音響インピーダンスの異なる2つの組織境界面で生じる。音響インピーダンスとは，組織の密度と組織内の音の伝播速度によって規定される，いわば組織の抵抗値のようなものである。通常，生体の軟部組織中では，音の伝播速度はほぼ一定であり，一般的に使用されている超音波装置の超音波伝播速度も 1,530m/s に統一されている[1]。そのため，超音波で可視

表1 生体組織と音の伝播速度

媒質	伝播速度（m/s）
空気	344
水	1,482
脂肪	1,450
肝臓，腎臓，脾臓，筋肉	約1,550
血液	1,570
骨	4,080

化できるのは水と同等程度の伝播速度をもつ生体軟部組織に限定される。生体内において音の伝播速度が異なる表1の肺や腸などの内部が空洞の臓器，および骨の観察には適さないのが実情である。空気は音の伝播速度が遅いため超音波が通過せず，骨はその逆で音の伝播速度が速いため超音波をすべて反射してしまう。超音波検査を行う際に，プローブと生体の間に超音波ゲルを塗らないと鮮明な画像が得られないのは，プローブと生体の間に空気の層ができるためである。

■ 超音波の周波数と探触子（プローブ）の選択

超音波のもつ性質として周波数が上がるほど，
・波長の短小化
・分解能の向上
・透過性の低減
・到達深度の低減
・指向性の向上

が助長される。これらの性質から，高周波プローブから出される超音波は鮮明な画像を得やすいが，到達距離は短くなってしまうことがわかる。逆に，低周波のプローブから出される超音波は到達距離が長い分，画質は劣る。周波数の高低はプローブの種類と構造によって異なるため，その都度使用目的に応じたものを選択すべきである。

エコーガイド下シャント穿刺の場合，その多くが深くとも皮下2cm以内の血管が標的となる。従って，通常は周波数12MHz以上の高周波リニアプローブを使用する。当院で使用している高周波リニアプローブとホッケー型超高周波リニアプローブを図3に示す。穿刺に用いる際は，一般的な高周波リニアプローブのほうが操作性に富み，扱いやすい印象がある。

■ 超音波装置の構造

超音波を送受信する部分を**プローブ**，画像を映し出す部分を**ディスプレイ**，そして画質調整やデータ管理などを行う部分を**操作パネル**とよぶ（図4）。エコーガイド下穿刺に用いられるような汎用型超音波装置の場合，ディスプレイと操作パネルが一体型になっているものが多い。

透析室専用で使用する場合は，移動しながらの使用することが多いため，背面に拭き取りガーゼボックスや消耗品ボックスを設置したり（図5），静止画や動画保存用のデバイスを架台に取り付けたり（図6）して，利便性を高める工夫をするとよい。

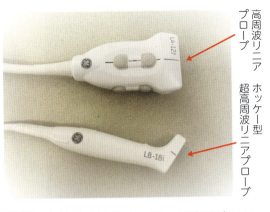

図3 血管超音波検査に用いる高周波リニアプローブ

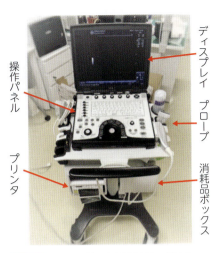

図4 汎用型超音波装置の外観

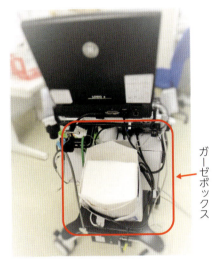

図5 背面に設置されたエコーゲル拭き取り用のガーゼボックス

針金とチェーンを組み合わせて，箱ごと取り付けられるように工夫してある。

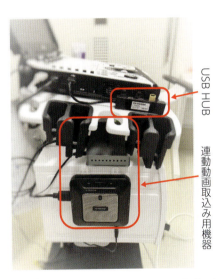

図6 側面に設置された動画保存メディアとUSB HUB

必要なときに，エコー動画と検者手元の走査動画を連動保存できるメディアを超音波装置側面に取り付けてある。

■ Bモード

　エコーガイド下穿刺に用いる超音波診断装置のモードは，基本的にBモードが主軸となる。BモードのBは輝度（Brightness）の略である。Bモードは，超音波ビームを複数送受信することによって2次元画像をつくる表示法で，反射波の強さを明暗によってリアルタイムに表示するものである。超音波診断におけるベースとなるモードであり，誰しもが超音波画像というと思い浮

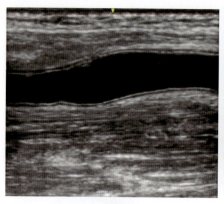
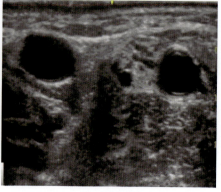

a 長軸像　　　　　　　　　　b 短軸像

図7 Bモード（長軸像, 短軸像）

かべるものである．Bモードにおける血管の長軸像，短軸像を図7に示す．エコーガイド下穿刺は，このような画像を描出しながら施行される．

■ アーチファクト（虚像）

超音波画像を見ていくにあたり，アーチファクトの種類と発生機序を知ることは大変重要である．アーチファクトとは，超音波がもつ特性の1つで，いわゆる虚像である．超音波装置はいくつかの仮定のもとに画像をつくっているが，それらの仮定と異なる反射信号をプローブが受けた場合，実在しない像が画面上に現れたり，逆に実在する構造物が表示されなかったりする場合がある．それらが虚像とよばれるものであり[2]，エコーガイド下穿刺を行ううえでも知っておきたい重要な虚像がいくつか存在する．以下にそれらの発生原因と画像上での見え方，および穿刺時に利用できるものか否かの判別について記す．

【多重反射】

反射源と探触子の間を超音波が何回も反射することで起こる現象．繰り返された反射で，発生源の後方に等間隔で対象物を幾重にも画像化してしまうことが原因である．

エコーガイド下穿刺の場合，針先のベベル部と超音波ビームが直線上で一致したとき（図8）に発生しやすいため，穿刺途中にこの虚像が発生しても惑わされないように注意したい．穿刺時にベベル部がビームと合わさることはしばしば起こりうる．その際は，多重反射が見えても落ち着いて針先端やシャフト部にプローブを合わせて，現在の位置確認を行うとよい．

【サイドローブ】

横に伸びたような白い線が特徴となる（図9）．超音波ビームには送信方向の中心軸上に出る音圧の高いメインローブ（主極）と中心軸から外れた方向に出る音圧の低いサイドローブ（副極）がある．この虚像は，振動子の副極（サイドローブ）より送信された超音波が反射することで，それを主極からの反射と誤認して画像表示してしまうことが原因である．

エコーガイド下穿刺では，これも針先のベベル部と超音波ビームが直線上で一致したときに発生しやすいが，生体組織内で穿刺を行う際には見えないこともある．出現した場合は，血管内腔

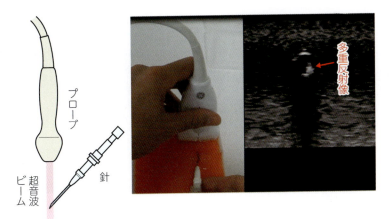

※針先のベベル部と超音波ビームが直線上で一致した場合に発生。

図8 エコーガイド下穿刺で発生しやすいアーチファクト（多重反射）

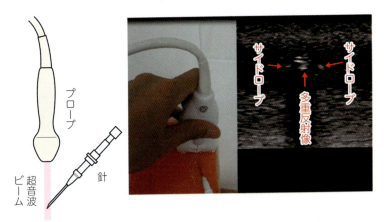

※針先のベベル部と超音波ビームが直線上で一致した場合に発生。

図9 エコーガイド下穿刺で発生しやすいアーチファクト（サイドローブ）

などが見にくくなる可能性があるため注意したい。

【音響陰影】
　音響陰影とは，ある組織境界面より後方に現れた無超音波域のことである。超音波を強く反射する反射源や吸収する媒質があると，その後方へは超音波が透過できない。エコーガイド下穿刺の場合，穿刺針のシャフト部で超音波ビームが完全に遮られることで，その後方に必ず生じる（**図10**）。この虚像は，針のシャフト部を示すサインとして利用しながら穿刺を進めることで有用な情報となる。

【側方陰影】
　血管内と周囲組織の音速の違いにより，血管辺縁部に起こる屈折のことである。血管内の音速

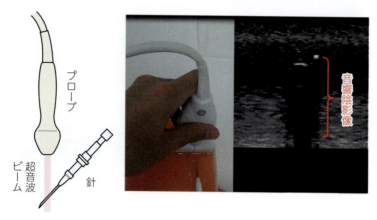

※穿刺針のシャフト部で超音波ビームが完全遮られる際に発生。

図10 エコーガイド下穿刺で発生しやすいアーチファクト（音響陰影）

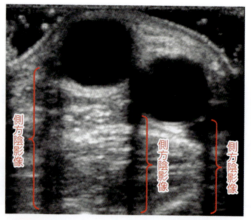

図11 エコーガイド下穿刺で発生しやすいアーチファクト（側方陰影）

が速い場合，外側に屈折が起きて辺縁部に黒い影が生じるのが一般的である（図11）。超音波の屈折は，画像を歪ませたり，二重に表示されたりすることがあるので注意したい。エコーガイド下穿刺では，血管の上面から針を刺入する場合は特に問題とならないが，針先が横から血管を突き破った場合や血管後壁を貫いた場合の修正時には視界を妨げる可能性があるため，注意が必要である。

Point!

- 音の特性を理解して，エコー画像に現れるさまざまな虚像について理解を深めることで，より正確にエコーガイド下穿刺を行うことができる。
- 穿刺に使う超音波装置は汎用コンパクト型で稼働性能の高いものがよく，消耗品や記録デバイスと一緒に移動できるよう，架台に工夫を施すと便利である。

② 汎用型超音波装置の主な調整項目とその方法

　エコーガイド下穿刺に適した超音波装置は，基本的に汎用型である．汎用型超音波装置には，先に述べたディスプレイと操作パネルが一体型になったもの以外にも，ノート型のコンパクトタイプ，タブレット型，コードレス型など多様な機種が市販されている（図12）．汎用型といえども，近年の超音波装置は相応に高い画質を有しており，機種ごとに違いはあれども，さまざまな画質設定項目がある．ここでは，超音波装置に搭載されている各種画質設定項目の特徴と設定するうえでの注意点について解説する．

■ GAIN（ゲイン）

　ゲインは受信した信号すべての増幅度を調節する項目である．画面の明るさを調整する項目なので，上げすぎるとノイズも一緒に増幅されてしまい，白飛びした見にくい画像になる（図13a）．逆に下げすぎると画像全体が暗くなってしまい必要な情報も表示されなくなってしまう（図13b）．

　エコーガイド下穿刺では，構造物の視認性を高める必要があるため，高めのゲイン設定でやや高輝度の画質に調整することを推奨する．そのほうが，組織の辺縁と針先の区別がつきやすい．

■ STC（TGC）

　表示画像の深度に応じてゲインを設定することができる調整項目である．これをセンシティビティ・タイムコントロール（STC：sensitivity time control）またはタイムゲイン・コントロール（TGC：time-gain control）とよぶ．深いところでは超音波が減衰して見えにくくなるので，

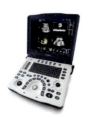

（LOGIQeV2：GEヘルスケアジャパン）
（許可を得て掲載）
a　ノートパソコン型

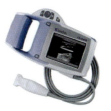

（iLook：SonoSite）
（許可を得て掲載）
c　ディスプレイ操作パネル一体型

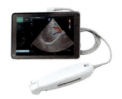

（SonoSite iViz：富士フィルム）
（許可を得て掲載）
b　タブレット型

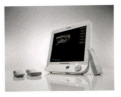

（ACUSON Freestyle：SIEMENS）
（許可を得て掲載）
d　コードレス型

図12　さまざまな汎用型超音波装置

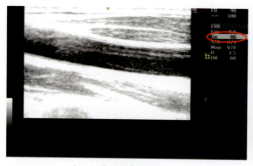

　　a　Gn：高すぎる（Gn：90）　　　　　　b　Gn：低すぎる（Gn：33）
図13　ゲイン（Gn）の違いによる画像の違い

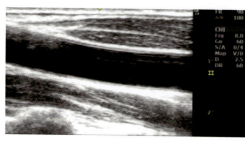 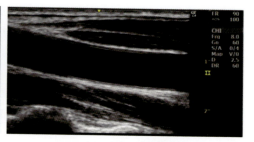

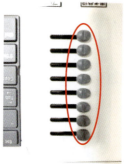 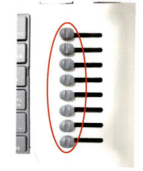

　　a　STC：すべて高値　　　　　　　　　b　STC：すべて低値
図14　STCの違いによる画像の違い

深いところのゲインを上げて画面を均一にするなどの調整が可能である。近年の装置は自動的に画面調整するものも多く，そのような場合，この調整項目は装備されない。STCをすべて最大値にした画像を**図14a**に，すべて最低値にした画像を**図14b**に示す。使用する超音波装置やプローブの種類，および標的とする穿刺対象の位置などによって減衰の程度は若干異なるため，その都度目的に応じたSTCのコントロールが必要である。

■ Dynamic Range（DR：ダイナミックレンジ）

　画像のコントラストを調整する機能である。ダイナミックレンジを広くとるとコントラストの少ない淡い画像になり，狭くとるとコントラストのはっきりとした画像になる。画像の白黒の差を調整するものと考えればよい。ダイナミックレンジの広い画像を**図15a**に，狭い画像を

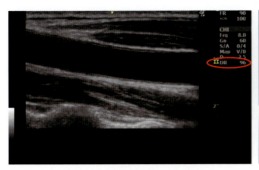 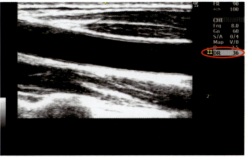

　　a　DR：高すぎる（DR：96）　　　　　　b　DR：低すぎる（DR：36）

図15　ダイナミックレンジ（DR）の違いによる画像の違い

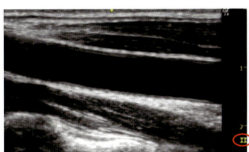

　　a　フォーカス位置：不適切　　　　　　b　フォーカス位置：適切
　　　　　　　　　　　　　　　　　　　　適切なフォーカス位置のほうが目標物がクリ
　　　　　　　　　　　　　　　　　　　　アに描出される。

図16　フォーカス位置の違いによる画像の違い

図15bに示す。
　エコーガイド下穿刺では，経験上おおよそ60前後のダイナミックレンジを推奨する。

■ FOCUS（焦点）

　超音波ビームの広がりを防いで総合的な感度をよくするために超音波ビームを収束させることをフォーカシングという。プローブから送信された超音波は，その特性から近い距離では直進するが，遠距離になると球面状に広がってしまう。観察したい深度にフォーカスを合わせることで，合わせた深さの画質が向上する。フォーカスの位置が適切な場合とずれている場合の画像を図16に示す。エコーガイド下穿刺では，標的とする血管にフォーカスを合わせて使用する。

■ Depth（深度）

　視野深度のことである。見たい対象物の観察深度に応じて調整すればよい。深度を下げると深いところまで見えるようになるが，その一方で，画面は縮小して表示される。深度を上げるとそ

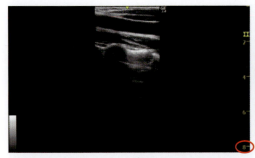

a 深度：深い（深度：8.0cm）　　b 深度：浅い（深度：2.0cm）

図17 デプス（深度）の違いによる画像の違い

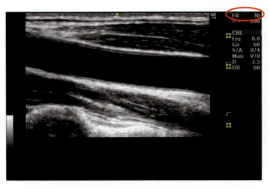

図18 フォーカスの数の違いによるフレームレート（FR）の違い

フォーカス数が多いと画面全体の画質が向上するが，フレームレートが著しく下がる。

の逆で，浅いところが拡大して表示される。深度が深い（8.0cm）画像を図17aに，浅い（2.0cm）画像を図17bに示す。

エコーガイド下穿刺では，できる限り深度を浅くし極力大きな血管像を画面に映し出すことで，操作性と視認性が向上する。

■ Frame Rate（フレームレート）

フレームとは，超音波装置のモニタ画面に映し出される1画像のことである。フレームレートとは，1秒間に何回画像を書き換えられるかの指標であり，1秒間に描出できるフレーム数のことをさす。例えば1秒間に20枚の画像が得られる場合は，フレームレートは20枚/秒となる。この単位はfps（frame per second）で表される。プローブを動かしたとき，フレームレートが高いと滑らかに画像が動くように見え，低いとコマ送りのスローモーションのように連続性に乏しい画像に見える。一般的に，高い画質の表示と高いフレームレートの両立は難しいとされている。フォーカスの数を増やしてフレームレートが80fpsから30fpsまで下がった画像を図18に示す。

エコーガイド下穿刺では，フレームレートの保持が重要となる。フレームレートが下がりすぎると，画像の追従性が落ちるため穿刺行為全体の操作性も落ちてしまう。

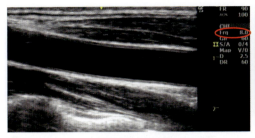
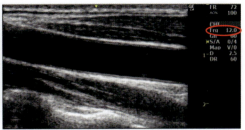

a 周波数：7MHz　　　　　　　　b 周波数：12MHz
　　　　　　　　　　　　　　　　高周波のほうが空間分解能は上がる。

図19 周波数の違いによる画像の違い

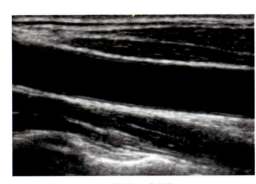
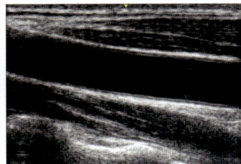

a THI：OFF　　　　　　　　　　b THI：ON
　　　　　　　　　　　　　　　　ONにしたほうが空間分解能は上がる。

図20 ティッシュハーモニックイメージ（THI）のON・OFFによる画像の違い

■ 周波数

　超音波装置によって違いはあるが，プローブから発信する周波数を変更できる機種も多い。先にも述べたが，周波数が高ければ解像度を高くすることができる一方で到達深度は浅くなる。7MHzで撮影した画像を図19aに，12MHzで撮影した画像を図19bに示す。エコーガイド下穿刺では，フレームレートが落ちすぎない程度の最大周波数に設定するとよい。

■ ティッシュハーモニックイメージ（THI：tissue harmonic imaging）

　ハーモニックイメージングとは，超音波が生体内で伝搬や散乱する際に，その非線形な特性によって新たに生じた高調波を利用して生体内の形態や機能を画像化する手法をいう[3]。ONにすることで，Bモード像の画質改善効果が得られる（図20）。音響陰影がはっきりと見えやすくなるため，エコーガイド下穿刺時には有利に働くことが多い。

■ 空間コンパウンド

　空間コンパウンドは，多方向からの超音波ビームを合成する画像処理で，ONにすることで実

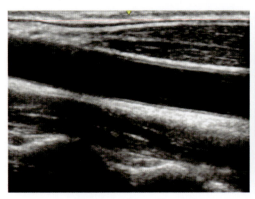 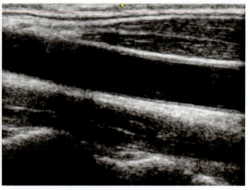

a　空間コンパウンド：OFF　　　　　　b　空間コンパウンド：ON
　　　　　　　　　　　　　　　　　　　　ONにすることで左右の画像が鮮明になる。

図21　空間コンパウンドのON・OFFによる画像の違い

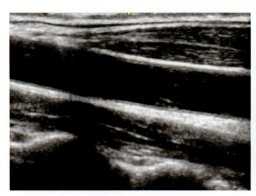 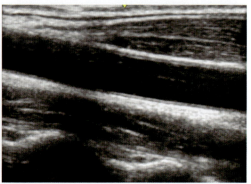

a　リジェクション：低　　　　　　　　　b　リジェクション：高
　　　　　　　　　　　　　　　　　　　　高く設定することで空間分解能はやや上がる。

図22　リジェクションの高低による画像の違い

質像の均一性が増加し，病変部の辺縁エコーのつながりが向上する効果がある（図21）。クロスビームとよばれる場合もある。この機能は，ONにすることで空間分解能は上がるがフレームレートが大きく落ちるので，エコーガイド下穿刺時には極力OFFにすることを推奨する。

■ Rejection（リジェクション）

設定値以下の弱いエコーを除去し，表示しないようにする機能。設定値を上げることでノイズの軽減が図れる（図22）。多くの汎用型超音波装置には設定項目がない。

③ 穿刺針がよく見える機能の使い方と注意点

ここでは，これまでに述べた超音波の基礎に基づき，どのように画質調整を行いエコーガイド下穿刺に挑むべきか，筆者の経験をもとに解説する。

表2 エコーガイド下穿刺時に有用な画像設定

設定項目	推奨
GAIN	白飛びしない程度に高く
STC	画面浅部から深部にかけて濃く
Dynamic Range	60〜65dB
FOCUS	1点FOCUSで標的血管内腔の中心
Depth	2.0〜2.5cm（得られる最大の浅さ）
Frame Rate	60fps以上（得られる最大の値）
周波数	得られる最大の値
THI	ON
空間コンパウンド	OFF
Rejection	得られる最大の値

　表2に各種設定項目とエコーガイド下穿刺時における推奨設定を示し，以下にそれぞれに対する解説を加える．

空間各項目の推奨設定に対する解説

　エコーガイド下穿刺では，構造物の視認性をできるだけ高めたほうがよい．よって，高めのゲインでやや高輝度の画質に調整することを推奨する．そのほうが，組織の辺縁がうまく識別でき，針先の動きが見えやすい．

　STCは，均一に組織内部が見えるように，画面浅部から深部にかけて徐々に高くなるよう調整し，過度な深部減衰が起こらないように調整する．

　先にも述べたが，ダイナミックレンジは60〜65dB付近で調整するとよい．使用する機種によっても違いがあるので，画質が見にくい場合には適時，その機種に合った調整を施すべきである．

　深度はできるだけ浅く設定し，血管構造と針が大きく見えるよう調整する．エコーガイド下穿刺では，血管内に針を納めることが最大の目的となるため，目標の血管と針の位置を正確に見定めるためにも深度はできるだけ浅くしておくことを推奨する．

　フレームレートは画像の滑らかさを表す指標であるため，できるだけ高い値に調整したほうがよい．他の設定項目の値によって変動してしまうので，全体の画質バランスをみながら結果的にできるだけ高値に設定できればよい．先にも述べたとおり，超音波の機能上フレームレートと画質を両立させることは難しいため，どこかに妥協点をおかなければならない．筆者は最低でも60fps以上の値が得られるように他の調整を行うように心がけている．

　周波数は鮮明な画質を得るためにできるだけ高い値に設定にすることを推奨する．エコーガイド下穿刺では，血管後壁までがきれいに描出されればよいため，浅部の視認性がより重要である．ただし，上述のとおり，周波数を高くすることでフレームレートは落ちてしまう．これも，双方のバランスをみながら調整する必要がある．

THIはONにすることで空間分解能が上がるため，設定できる機種であればONにすることを推奨する。ただし，これもONにすることでフレームレートが落ちる場合がある。

　空間コンパウンドは，画像の左右を鮮明にするため，ONにすることで空間分解能自体は上がる。ただし，フレームレートが著しく落ちることと，音響陰影を出にくくしてしまう作用があるため，エコーガイド下穿刺には不利に働くことのほうが多い。よって，基本的に設定はOFFにしておく。

　リジェクションは，設定が可能な場合，最大値にしておけばよい。

■ 針先の視認性について

　エコーガイド下穿刺を行うなかで，今，針のどの部位を見ているかという判別は非常に重要である。針先をどのように描出して穿刺するかについては，他項に詳細な解説があるためここでは省略するが，針は部位別にプローブの当て方による見え方が異なり，その点は超音波の基本原理に関する事項であるため，ここで解説を加える。

　超音波で針を描出する際，短軸像では，針先，ベベル部，およびシャフト部はそれぞれ見え方が異なる。

【針先】

　針先は，超音波の乱反射によって描出されるため，超音波ビームの角度がどの方向から当たっても見え方に大きな違いはなく，基本的に点状の高輝度な構造物として描出される[4, 5]（図23）。これは，針の先端に超音波ビームが当たったときに音が散乱し，乱反射像として見えるためである（図24）。図23は，実際にエコーガイド下穿刺を行っている最中に超音波ビームが血管内腔の針先を捉えている画像である。穿刺中は，このような点状に映る針先（図23赤矢印）を確認することを中心に手技を進めるため，その描出と判別は非常に重要な作業となる。

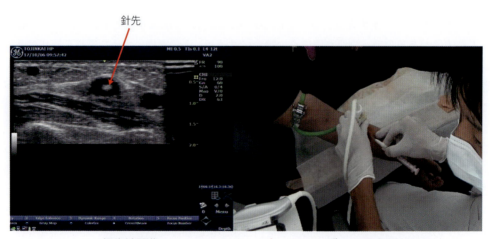

　　　　a　超音波画像　　　　　　　b　エコーガイド下穿刺（短軸法）

図23 エコーガイド下穿刺での針先の見え方

【ベベル部】

短軸走査の場合，プローブを手前に引くとシャフト部に移行し，奥に押すと針先部に移行する箇所にあるのがベベル部である。ベベル部は，超音波の虚像が描出されやすい部位で，超音波ビームと直線上で一致した際には多重反射やサイドローブといった虚像を捉えることが多い（図8，9）。

【シャフト部】

シャフト部は，シャフトを超音波ビームがまたいではじめて描出される。よって，シャフト後方には必ず音響陰影が描出される[4, 5]。シャフト後方の音響陰影は，シャフト部の位置を確認できる点で有益である。しかし，シャフト部は超音波ビームの当たる角度によって，音響陰影の程度に差違が生じるため，シャフトを正確に判別するには以下の理解が必要である。シャフト像は超音波の反射によって得られるものであるため，超音波ビームがシャフトに対して90°で入射した場合，音響陰影は最大となる[4, 5]。しかしその一方で，その角度が90°でない場合は，相応に音響陰影の程度は低くなってしまう（図25）。シャフト部であることをきちんと見極めたい場合は，図25bに示したとおり，シャフトに対して超音波ビームを90°で入射するようにプローブ走査を行えばよい。

これらの基礎知識を基に，それぞれの部位の違いを見極め，正確に針先を血管内に刺入することができて，はじめて超音波装置を用いたガイド下穿刺の意義を得られる。

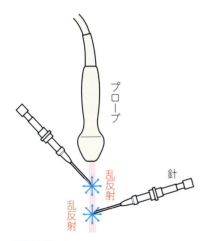

図24 超音波の乱反射（針先の場合）

乱反射の場合，超音波入射角度の影響は受けない。
画像には点状に針先が映る。

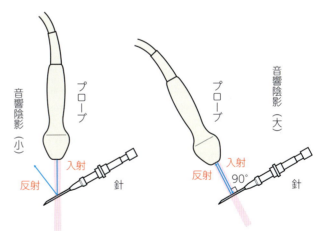

a 入射角が90°でない場合

b 入射角が90°の場合

図25 超音波入射角度の違いによる音響陰影の差違

> **Point!**
> ・自施設の超音波装置にどのような設定項目があるのか確認し,エコーガイド下穿刺に最適なデフォルト設定を作成しておくとよい。
> ・針先は点状像,ベベル部は多重反射像,シャフト部は音響陰影像として描出される。

おわりに

　近年,超音波装置の発展,進歩は目覚ましく,さまざまな画質調整が一瞬で手早く簡単に行えるようになってきた。しかし,超音波画像とはすべて,組織から反射してきた音を電気信号に変換したもの[6]である。よって,その基本となる音の性質と仕組みを知ったうえで,目的の行為に適した画質調整を施すことが重要となる。エコーガイド下穿刺の場合,穿刺の途中で手を止めて何度も画質調整を行うわけにはいかない。穿刺を始める前段階で必要な調整を終えておくべきである。そのためにも,本項で述べた,超音波装置の原理,各種設定項目の種類と目的,および設定方法については,最低限把握して実践に挑んで欲しい。それらを疎かにして目の前の装置を扱うのは,軽率で無責任な行動という認識が必要である。エコーガイド下穿刺は,生体に侵襲を与える行為であり,装置設定はその前段階として大きな意味をもつことをここで改めて言及し,本項がこれからエコーガイド下穿刺を始める医療スタッフの一助となることを期待する。

●文献

1) 瀬尾育弐,八木登志員 著,吉川純一 編: 超音波アーチファクト: 臨床心エコー図学,第3版,p.25,文光堂,2008.
2) Itoh K, Yasuda Y, Suzuki O, et al.: Studies on frequencydependent attenuation in the normal liver and spleen and in liver diseases, using the spectral-shift zero-crossing method. J Clin Ultrasound, 16: 553-562, 1988.
3) 椎名　毅: 医用超音波イメージングの最前線 Frontiers of Ultrasound Imaging in Medicine, MEDICAL IMAGING TECHNOLOGY, Vol.23 No.2, p.89-95, 2005.
4) 鎌田　正,落合美由希,大崎啓介,ほか: 新たな血液透析返血経路としての超音波ガイド下brachial vein穿刺法の検討,日本透析医学会雑誌, 44(3): 237-243, 2011.
5) Tadashi Kamata, Mayumi Tomita, Noriyuki Iehara, et al.: Ultrasound-guided cannulation of hemodialysis access, Renal Replacement Therapy, 2: 7, 2016.
6) 富松宏文: 超音波検査の原理から応用,日本小児循環器学会雑誌,30巻6号,p.624-634, 2014.

木船和弥

穿刺のためのエコー画像描出（スキャン）テクニック（1人法）

プローブの把持方法

■ 利き手だけでなく反対側の手でもプローブ走査する必要性とその方法

透析スタッフは，穿刺時や透析中にエコーを扱う場合，利き手と反対側の手でプローブを走査することが多くなる。エコーガイド下穿刺は効き手で針を持ち，反対側の手でプローブを把持する。そのほか，透析中にエコーを実施する場合は，患者のバスキュラーアクセス肢（以下VA肢）と同側の手でプローブを走査することが推奨される。図1のように，左VA肢の患者と検者が正対し，装置を検者の正面に設置，プローブを左手で把持した場合に限り，検者が描写する短・長軸像の左右側と画像の左右側がイメージしやすくなる。なお，VA肢が右である場合には，検者はプローブを右手で把持して走査することで，同様となる。

このように，透析中でのエコー実施は，検者と患者が正対しVA肢と同じ手でプローブを走査するならば，プローブと患者の動きがよく見えることで，より安全に配慮された透析中の検査が実現する。

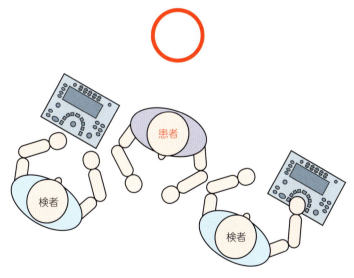

図1 検者が患者と正対した場合

対して，図2のように，患者のVA肢が左腕である場合，検者が患者と同じ方向を向いて右手でプローブを把持すれば，本来とは逆である（VA肢の）中枢側から末梢側に向けて血管をイメージすることになりやすい。穿刺をする目的であれば，このようなレイアウトでも問題はないが，血管のエコー画像を保存してスタッフ間で共有する場合は，短軸像の画面左右側はCT画像と同

様で，手指（末梢）側から心臓（中枢）側に向けて眺めたようになり，長軸像の画面左右側は心臓（中枢）側が左側で，手指（末梢）側が右側という一定のルール[1]があり，施設内では共通した認識でなければならない。

　エコーの画像に慣れていないスタッフが，図2のようなケースでエコーを実施した場合に，プローブの左右側と画像の左右側がすぐに理解できず，画像のイメージとプローブ走査に混乱が起きやすい。また，エコー画面に映し出された病変などに意識が傾注し，プローブの位置とVA肢の血液回路固定の位置や患者の動きが検者の視界に入りにくい状況となりやすく，抜針事故を引き起こす要因となる。もし，安全性への配慮が損なわれた結果，大量出血となる抜針事故発生ともなれば，施設によっては透析中のエコー実施への安全性が議論され，実施不可の結論がでることも考えられる。透析中のエコー実施不可となると，患者側に不利益が生じると同時に，透析スタッフによるVAの日常管理業務に影響がでることが懸念される。自施設で透析中にエコーを行う際には，さまざまな状況を考えたKYT（危険予知トレーニング：Kiken，Yochi，Training）を実施したうえで，安全性を考慮した院内でのルールづくりから行っていただきたい。

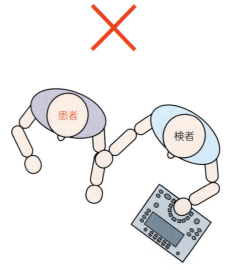

図2 検者が患者と同じ方向を向いた場合

■ 短軸法でのプローブ走査とプローブを把持するための工夫

　エコーガイド下穿刺（1人法）では，超音波検査と違ってプローブの把持には基本形がある。しかし，リニア型プローブはメーカーによる形状の違いやメーカー内でも視野幅の違いがあるほか，人の腕や手は大きさも違えば動きの違いがあるのは当然で，プローブ形状とその人に合った把持方法が必ずある。ここでは，提示する把持方法の考え方をとおして，自身や教える側となった場合におけるヒントとしていただきたい。

　まずは，エコーガイド下穿刺におけるプローブの代表的な2つの走査方法と，それら2つの特徴を併せもつ走査方法を1つ加えた3つの走査方法を解説する。
- ・スイープ走査法（図3）
- ・スイング走査法（図4）
- ・振り子走査法（図5）

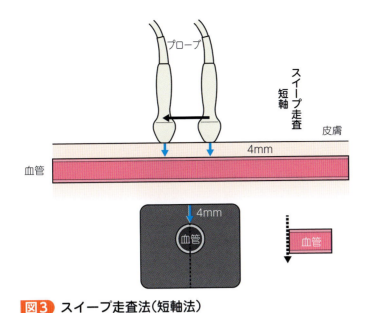

図3 スイープ走査法（短軸法）

　エコーガイド下穿刺における短軸のプローブ走査は，図3の血管走行に沿って皮膚とプローブの角度を固定し，平行に移動する平行移動（スイープ走査またはスライド走査）の方法と，図4のプローブ先端を皮膚に固定し，プローブを扇状に傾斜させる走査（スイング走査または扇走査）が基本になる。それぞれ，血管走行に対してプローブの向きを調整しながら，走行や深さなどの情報を得て穿刺に備えるためである。これらは，中心静脈への穿刺などによる技術を透析の穿刺に応用しているが，透析における穿刺対象の血管は中心静脈とは異なり，穿刺針が向かう方向の血管走行が深さや左右で蛇行する場合がある。

　そのような蛇行した血管への穿刺に適したプローブ走査として，図5の振り子走査法がある。振り子走査法は，スイープ走査法とスイング走査法をミックスした方法で，穿刺針の刺入位置を起点にし，プローブ上方（支点）を動かさずに振り子状に動かす方法である。これにより，穿刺針刺入位置を変えずにスイープ走査で得られる血管走行の情報量も得られるので，スイング走査法では得られにくいワイドな血管走行の情報量をカバーできる。例として，図6のような血管の深さが深くなりながら左に曲がる走行に穿刺しなければならない場合をもとに解説する。

　皮膚への穿刺針刺入位置を決める場合，針が血管に入る位置を想定してストレートな血管走行と直角にちかくなるように，プローブの左右の傾きを事前に合わせておく準備が必要となる（図6②）。このような準備をせずに穿刺に挑めば，短軸法で針が進む方向（深くなって左曲がり）を導くために，プローブの左右の傾きを微細に修正（図6①～②）する回数が増えて技術的なハードルが高くなり，余計に神経を使うことになるばかりか，穿刺に要する時間も長くなり失敗することも考えられる。

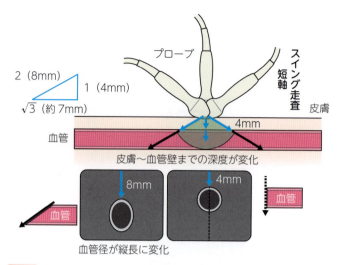

図4 スイング走査法(短軸法,図中の数値は理論値)

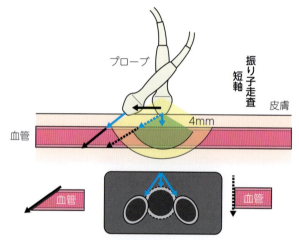

図5 振り子走査法(短軸法)

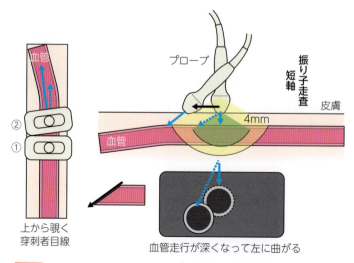

図6 振り子走査を使うケース(例:血管走行が深くなって左へ曲がる)

■ プローブを把持する指には役割がある

　短軸法での基本形は，図7aのようにプローブ手前が親指で後方が人差し指と中指になるように挟み，薬指と小指は皮膚に接触してプローブが安定するように把持する．それぞれの指は，バランスを保ちながら把持するだけで，スイープ走査法とスイング走査法は指に難しい動きを要求するものではない．しかし，指に役割をもたせて動きを要求するのが，図6のようなケースで使う振り子走査法で，走査中にプローブの傾き加減をコントロールする必要がある．よって，プローブを動かすなかで指それぞれの役割が下記のように決まってくる．

●振り子走査法（短軸像）による各指の役割分担
　①小指と薬指はバスキュラーアクセス肢との固定支持
　②薬指は，プローブが傾いた場合にプローブの固定を補助
　③親指は支点となりプローブのコントロール軸
　④人差し指は進行方向に対してプローブの傾き加減をコントロール
　⑤中指は手元方向に対してプローブの傾き加減をコントロール

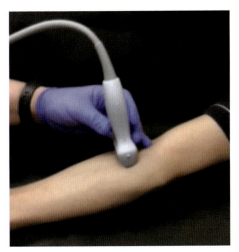

a　エコーガイド下穿刺の短軸法の基本形

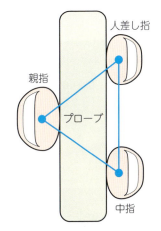

b　ニュートラルポジションにおける各指のパワーバランス

図7　ニュートラルポジション（前傾でも後傾でもないポジション）

　振り子走査法の走査技術に重要なキーポイントとなるのは，上記の④と⑤となり，図7bのニュートラルポジションにおける3本の指（親指・人差し指・中指）のパワーバランスを意図的に崩すことで行う技術である．図8aの穿刺針が進む方向の血管を観察する場合，プローブを先送りするには，人差し指を親指側に押し込み，中指の力を抜くことで可能になる（図8b）．元の位置に戻す場合（図9a）は，反対に中指を親指側に押し込み，人差し指の力を抜く（図9b）．
　振り子走査技術のプローブ先送り（図8）と元に戻す（図9）ための各指の役割分担により，振り子の支点が動かず1点に定められ，穿刺針の皮膚刺入位置が移動しないことで，穿刺に移行する際のプローブ走査（スイープ走査）スタート位置に変更なく，作業が一連の動作のなかで流れるように穿刺に入ることができる．

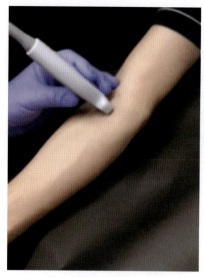 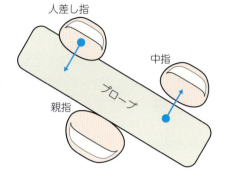

a 針先が進む(進行)方向を見るとき(先送り)　　b 先送り：人差し指を親指側に押し込み中指の力を抜く

図8 後傾ポジション

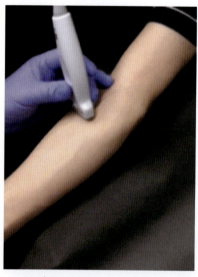 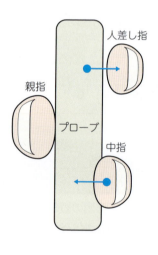

a 針が進んだ先から皮膚の刺入予定位置までを見るとき(元に戻す)　　b 元に戻す：中指を親指側に押し込み人差し指の力を抜く

図9 前傾ポジション

② 心得ておくべきエコー画面の見方と画像スキャンのポイント

■ エコー機器をどの位置・どんな画面の角度にセッティングすべきか

　エコーガイド下穿刺中に短軸像から長軸像に変更する場合は，プローブを90°回転をさせる必要がある．この場合，エコーガイド下穿刺手技におけるエコー機器のセッティング位置を穿刺者の真正面に画面を正対してセッティングする．透析用監視装置や透析室内のレイアウトにより，エコー機器を穿刺者の左または右側にしか設置できないケースでは，エコー画面の角度によって錯覚が起こりうる場合があるので，画面の角度だけは目線と正対させる．どうしても画面を目線と正対できない場合には，実施前に画面の角度による目線の違いで穿刺方向がどのように見えるのかを確認しておく必要がある．

　短軸像から長軸像への切り替えを通常の時計方向で90°回転するとき，エコー画面が穿刺者の右側面でセッティングした場合は，画面の向きが正対できず穿刺者と画面が平行にちかい位置になったとしても，患者側の右側面からの血管を眺める通常の長軸画面と同じ方向を向くことになるので問題はない（図10）．しかし，図11のように穿刺者の左側面でエコー装置をセッティングし，画面の向きを穿刺者と正対できず平行に近い位置に置かれた場合は，穿刺者が穿刺針を進める方向とエコー画像での針の進む方向が向かい合わせとなるような錯覚が起きることで，針を左右に動かす方向とエコー画像における針の左右の方向があっているのか，反対なのかどちらかわからずに混乱することが起こりうる．例えば，右VA肢の上腕を穿刺する場合に，患者の右隣の透析監視装置が動かせず，また画面と正対できる位置にエコー機器を置けない場合がある．解決策として，エコーガイド下穿刺に補助者をつけて，エコー装置の画面の左右側切り替えを変えればよいが，長軸像から短軸像に戻すときには，画面の左右側切り替えを元に戻さないと，短軸像の左右側が逆になってしまうので注意が必要になる．補助者がつけられない場合は，短軸像から長軸像への切り替えどきの回転方向を時計回りから反時計回りに一時的に変更することで，穿刺者の錯覚を防ぐことが可能であるが，長軸像から短軸像に戻すときには通常とは逆回転である時計方向に回転させなければならない．

■ 短軸像のプローブ走査は慣れたら速く動かし残像を見る

　血管内の構造物や異常所見を発見するには，長軸スキャンより短軸スキャンが優れる．しかし，構造物に時間をかけてスキャンすると穿刺に要する全体の時間も長くなり，業務への影響が出るばかりか，患者への（穿刺前の）精神的な負担も増えることになる．また，プローブをゆっくりと動かして目を凝らして観察したからといって，異常所見を必ず発見できるとは限らない．図12は，Bモードでの短軸スキャンでよく観察される9つの構造物や異常所見をマーク化している．これらは例であり，観察される構造物の形や位置が違えばマークの形も変わってくる．実際の構造物と異常所見の画像と照らし合わせながら自分なりに理解して記憶して欲しい．

　短軸のプローブ走査に慣れたら，スキャンするスピードを上げることで，目の"残像効果"を最大限に活かすことができる．スキャン中の目は，血管内の異常構造物に対する画像に対して，集中して画像を捉えようとするので，正常画像との明らかな違いを計っているともいえる．その違いは，パラパラ漫画に例えると理解しやすく，漫画の1コマを送るスピードを上げるようにスキ

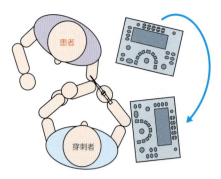

図10 エコー装置を穿刺者の右側にセッティングして画面を横向きにした場合

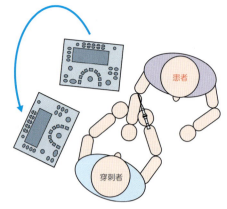

図11 エコー装置を穿刺者の左側にセッティングして画面を横向きにした場合

ャンスピードを上げることで，正常と異常の差がわかりやすくなるため，発見がしやすくなるばかりか，走査にかかる全体の時間も短くできる。

図12は，実際の画像とは多少異なるが，よく観察される構造物のエコー画像をマーク化したもので，覚える際は家紋を一覧するような感覚で眺めると記憶しやすい。マークを左上から順に説明する。

①**血管外血腫**：穿刺針が前壁を滑るように刺入する場合に，血管前壁上部に観察され，組織損傷が強い場合にも同様に観察されるパターンである。

②**血管内血腫**：後壁に壁在しているパターンが多い。

③**狭窄**：狭窄の前後の血管径が大きく見えるので発見しやすいが，ジェット流が発生している場合には，血管内が白くモヤがかかったように見える。

④**弁**：動きとして画像を捉える場合が多く，必ずしも前壁と後壁両方に存在することは多くなく，どちらか一方の壁のみにみられる場合もある。前壁に弁がみられない理由は，すでに穿刺をしている例では弁が壊れている場合が多い。また，弁の長さが前壁と後壁で異なる場合も同様で，短軸で観察している部位にもよる。

⑤**血管内にできた石灰化**：それより下部はエコーがとおらず，画像が黒く抜けた音響陰影として観察されるので確定しやすい。

⑥**cephalic eye**：例として，肘部内シャントで上腕橈側静脈が発達している場合によく観察される画像で，浅在筋膜と深在筋膜の間のcephalic compartmentを通る橈側皮静脈が目のように見えることでcephalic eyeと筆者が名付けている。これは，下肢静脈エコーの大伏在静脈を大腿の中間部から膝に向けて短軸で観察した場合に見えるsaphenous eyeを模範している。

⑦**血栓**：無エコーとなる血流がある部分と比較して明らかに高エコーになり壁在している位置で見え方が変わり，全周性の血栓で中央部だけ血流がある場合は，内膜肥厚や狭窄と見間違える

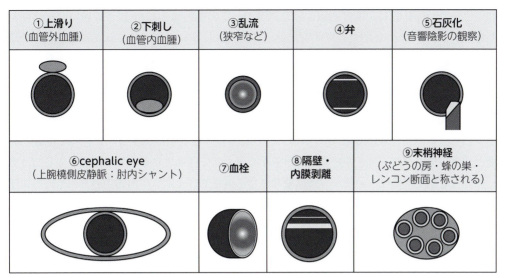

図12 血管内構造物や異常所見は短軸像をマーク化して覚える

場合もあるので長軸での再確認が必要になる。
- ⑧**隔壁や内膜剥離**：短軸像での観察では弁と識別しにくいが，弁よりも厚く高エコーであることが多く，ここで紹介するマークでは前壁付近であるが後壁であることも多々あり，穿刺する方向により形がだいぶ異なるので，必ず長軸での再確認が必要になる。
- ⑨**末梢神経**：ぶどうの房や蜂の巣，レンコン断面と称される画像として観察される。詳細は，「10章 VA肢の末梢神経をエコーで見る」(p.164)を参照していただきたい。

③ 片手で短軸から長軸へのスムーズな切り替え方法と諸注意

　短軸から長軸への変更は，針を利き手で把持しているので，利き手でないほうの片手だけで行うことになる。いったん皮膚からプローブを離し，手指の指側に倒して預ける（図13b，図14b）ことで，清潔なプローブを落とさず安定した時計方向への回転が可能となる。そのほか，プローブをいったん皮膚から離して行う理由は，針が入ったままで針の上からプローブを強く押さえたり動かすと，痛みや不快感につながるため穿刺される患者側に立った方法である。短軸から長軸への変更は，短軸で針が刺さっている状況で実施することが多いので，皮膚にプローブを押し付けるように動かせば，針先が動くことで組織を傷つける可能性もあるほか，痛みを伴う場合もある。穿刺する側からされる側にならなければわからないことも，想像力をもって取り組んでいただきたい。

　穿刺時の長軸像のエコー画面で，左右側（描出する血管の中枢と末梢側）の描出における諸注意がある。穿刺者の利き腕（左右）により同じ回転方向でも手技が異なる（図13，14）。

　図14の左利きでは右手でプローブを把持し，短軸から長軸に変更する場合は，図14b〜cのように，指側でのプローブを回転する必要がなく持ち替えるのみで可能である。対して，図13の右利きでは，左手でプローブを把持し，短軸から長軸に変更する場合は，図13b〜cのように，清潔にプローブを扱うことを第一に考えて，いったん指側にプローブを倒すことで180°近

くプローブを時計回転する必要がある．リニアプローブの視野幅30mm以下の狭いタイプであれば問題ないが，35mmを超えるタイプだと，各指を少しずつずらしながら回転させるので時間がかかり，慌ててれば清潔なプローブを落としかねない．そこで，左手での短軸から長軸に時計回転させる指使いの改善方法を図15に示す．

　まず，図15aのようにプローブを指側に倒す．図15bのように小指だけプローブの後ろから前に移動させる．図15cのようにプローブを手前に倒しながら回転させて，長軸法で画像を描出するプローブの把持が完成する（図15d）．これにより，長軸法でのプローブ把持で重要となる親指と人差し指のプローブを把持する上下位置を変えずに回転させることが可能になるだけでなく，長軸像を描出する際に必要となる微細な動きに対応できるような指先中心での把持も可能になる．長軸法に変更した後に，プローブを皮膚にもう一度接着させるときは，針の位置にプロ

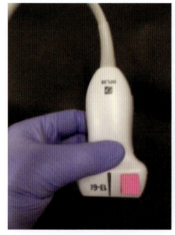 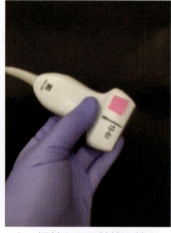 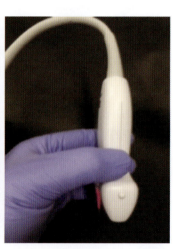

a　短軸法の把持　　　　b　短軸から長軸持ち替え　　　　c　長軸法の把持

図13 右利き：左手でプローブを把持し短軸法から長軸法に変更した場合

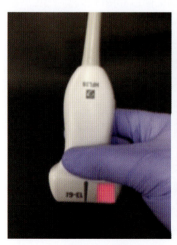 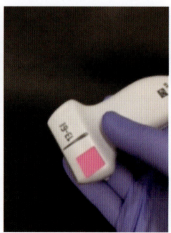 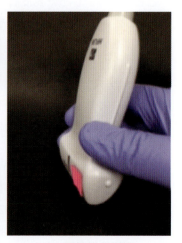

a　短軸法の把持　　　　b　短軸から長軸持ち替え　　　　c　長軸法の把持

図14 左利き：右手でプローブを把持し短軸法から長軸法に変更した場合

ーブの中央マーク(図15dの丸い突起部分：→)に合わせるだけで，針先が画像の右側に確認することができる。

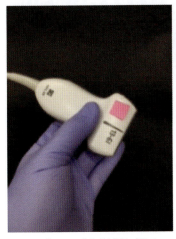
a　プローブを指側に倒す

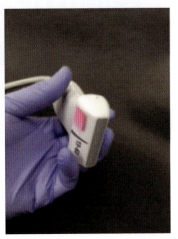
b　小指を後ろから前に移動

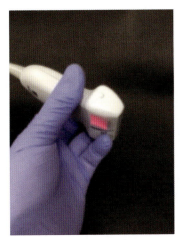
c　手前に倒しながら回転

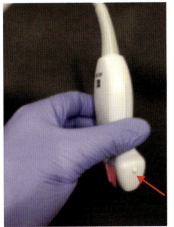
d　長軸に変更

図15　左手での短軸から長軸に時計回転させる指使いの方法

●文献
1) 日本超音波検査学会 監：第1章 血管超音波検査法の装置設定と走査手技 Ⅲ．血管表示法．血管超音波テキスト，p.8, 医歯薬出版, 2005.

6 穿刺のための状況別エコーの観察ポイント

若山功治

1 シャント血管が発達するまで

シャントの発達を待つばかりでなく，エコーを利用して自分で穿刺が可能か判断できるようになろう‼

　シャント血管の発達を待つために，自己血管内シャント（AVF：arteriovenous fistula）作製から初穿刺までには2〜4週間の期間を空けることが望ましい[1]とされている。しかし，患者の病態や環境によっては，それだけの期間を待たずに初穿刺を迎えることも，また，それ以上の期間をおいてもシャントが十分に発達しないこともあり得る。本来，大事なことはシャント作製日から初穿刺までの期間を2週間とルール化することではなく，穿刺者が，今，目の前にしているAVFを観察して，「その患者に必要な透析量が確保できるだけの血流量が十分に脱血できるか」「圧上昇なく返血できるか」などを的確に判断できるかということである。そして，次のステップとして，その血管への穿刺の難易度を見極めることが重要である。

　これらが的確に判断されてはじめて穿刺を行うことが可能となる。しかし，これらの判断を理学所見（視診・聴診・触診）のみで判断するのは，「勘」や「経験」に頼るところが多く，人による差が大きい。そこで有効利用すべきは，超音波診断装置（以下，エコー）となる。

■ 十分に脱血できる血流量がシャント血管に流れているかを判断するエコー

> **Point!**
> 上腕動脈血流量の値だけではなく，脱血を行う穿刺部位の血流量にも気を配ろう!!

　シャント血流量の評価は，エコーによる上腕動脈血流量の測定によって可能である。山本ら[2]は，設定血流量200mL/minの場合，脱血不良のcut off値は上腕動脈血流量350mL/minとし，上腕動脈血流量が350mL/min以下の場合にはVAIVT（vascular access interventional therapy：経皮的バスキュラーアクセス拡張術）適応としている。設定血流量が300mL/minなどの高血流量の場合には，350mL/min以上の上腕動脈血流量が必要となる。筆者の経験では，設定血流量に＋200mL/min程度あれば脱血可能であるが，上腕動脈血流量が十分な値であっても，穿刺部位によっては脱血不良になってしまうこともあることを理解しておく必要がある。それはどういった場合かというと，正中皮静脈などの血管が分岐した後の部位に脱血側の穿刺を行っている場合である。

　上腕動脈血流量とほぼ同程度のVA血流量が流れている部位は，図1，2のAの部位であり，Bの部位は血管が分岐することで，血流量が分配されて低下してしまう。よって，図1のBの部位では，上腕動脈血流量が十分にあっても穿刺部に十分な血流量がない場合には脱血不良になってしまうのである。ただし，陰圧で血管内から脱血することで，本来，他の部位に流れるはずであった血流を穿刺部位に引き込む現象も起きるため，本当にその部位で脱血不良にならないかの判断が難しい場合もある。

　前腕に作製したシャント血管の静脈は，図3のようなさまざまな分岐合流を行いながら中枢に向かって走行しており，上腕動脈血流量がどのように分配され流れていくのかをよく考えることも大切である。

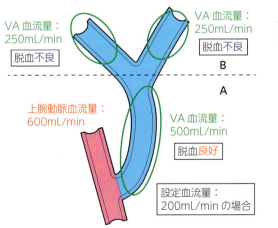

図1 上腕動脈血流量と穿刺部位別の脱血状態（例1）

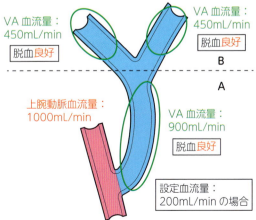

図2 上腕動脈血流量と穿刺部位別の脱血状態（例2）

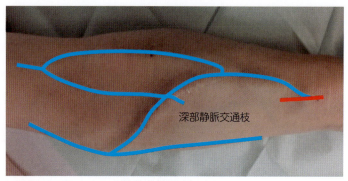

図3 前腕AVFの静脈血管の走行の例

　これらの情報は，理学所見のみで判断することもある程度は可能かもしれないが，エコーを利用することでより情報量は増え，より正確な判断に導くことができる。

■ 穿刺の難易度を判断するためのエコー

> **Point!!**
> 血管の正確な情報を得るには，エコーを利用するのが一番!!

穿刺の難易度を決めるうえで重要と考えられるのは，
- ・血管径（駆血時）
- ・血管の張り（駆血時）
- ・皮膚から血管までの深さ
- ・血管の動き
- ・血管内の構造
- ・血管の硬さ
- ・血管の厚さ

などである。これらを理学所見のみで観察した場合には，血管径（駆血時），血管の張り（駆血時），皮膚から血管までの深さ，血管の動きを「勘」と「経験」で判断することとなる。「勘」と「経験」ではなく，より正確な情報を得るためにはエコーが有用である。エコーにより，正確に血管径や血管までの深さを測定することができ，血管の動きなども可視化することができる。また，エコーでは血管内の構造も確認することができる。

　図4のように，脱血不良の原因となる病変にはさまざまなものがあり[3]，これらは理学所見だけでは判断が難しいが，穿刺を行う際には大変重要な情報である。

　筆者の経験では，触診できる血管の深さはおおよそ4〜5mm程度までであるが，問題なく穿刺を行うためには，1〜2mm程度の深さが望ましいと考える。また，血管径に関しては，穿刺針の約2倍程度の径（3mm以上）があれば容易に穿刺可能と考える。また，エコープローブで血管を皮膚の上から圧迫した際に，血管が左右に動いたり，下に沈んだりする動きを確認することも重要である（図5）。

　以上のことを理解し，エコーを有効に利用できれば，シャントが発達していなくても穿刺が問題なく可能であるかどうかの判断ができるようになる。ただし，穿刺可能と判断し，穿刺を行ってもやはり穿刺ミスが起こる可能性は否定できない。シャントが発達していない場合，上腕動脈

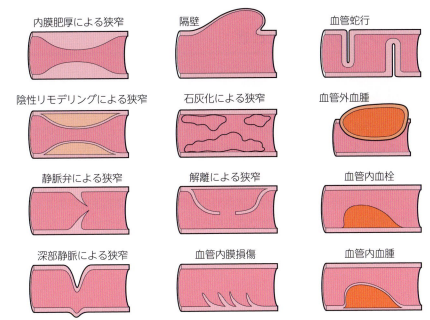

図4 脱血不良の原因となる病変（木全ほか[3]より転載）

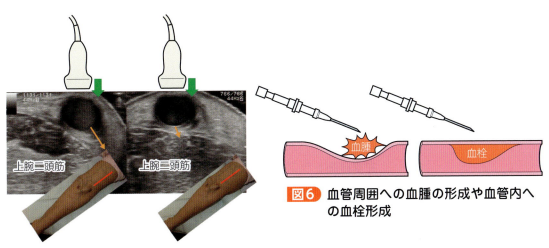

図5 腕の向きと上方向から力を与えたときの血管の動きの変化

図6 血管周囲への血腫の形成や血管内への血栓形成

血流量は低く，血管は細い場合が多い。このような血管への脱血の穿刺部位は，シャント吻合部付近やシャント吻合部から血管が分岐するまでの部位を選択しやすい。この場合，穿刺ミスが起こると，血管周囲への血腫の形成や血管内への血栓形成（図6）によって，上腕動脈血流量をより低下させ，シャント閉塞やシャント発達の阻害に繋がる危険性が高くなる。

　従って，もし，穿刺時に上手くいかないようなことがあれば，無理はせず，すみやかに中止し，確実に止血を行うことが重要である。また，こういった危険を回避するには，血管が分岐した後の部位を穿刺することが望ましいが，そうすると脱血不良になる可能性が考えられる。そのような場合には，設定血流量を100〜150mL/min程度に下げて治療を行い，その後のシャントの発達を待つというのも1つの方法である。

2　穿刺トラブルが続いたとき

> **Point!**
> 穿刺トラブルがなぜ起きたのか？どうやったら防ぐことができたのか？よく考えて振り返ることが大切!! そのためにエコーを利用しよう!!

　穿刺トラブルは，①穿刺ミスにつながる穿刺時のトラブルと②穿刺後に発生するトラブルとに分けることができる(図7)。穿刺上級者であるならば，穿刺を成功させることはもちろん，穿刺トラブルに対する原因の理解と対処がスムーズに行えなくてはならないと考える。ここでは，穿刺トラブルの原因を理解するために，どのようにエコーを利用すればよいのかを解説する。

穿刺ミスにつながるトラブル
- 針が血管に入るときの抵抗がよくわからない。
- 逆血があるのに，外筒が進まない。
- 漏れて，腫れてきた。
- 針が血管に到達していてもいいころなのに，逆血がない。
- 血管に逃げられた。
- 指で触っても血管がよくわからない。
- 血管が硬い。でも，怖くてこれ以上力を入れられない。

穿刺後のトラブル
- きちんと血管に入ったのに，脱血が悪い（静脈圧が高い）。
- 再循環している。

図7　主な穿刺トラブル

■ 穿刺ミスが続いたとき

> **Point!**
> 穿刺ミスの原因はエコーを使って正確に理解しよう!!
> ミスをきちんと振り返ることで穿刺スキルのアップに繋がる!!

　穿刺を行ううえで，穿刺ミスは誰にでも起こりうることである。これは，確実に患者に対してより多くの侵襲を与える結果となり，その後の対応次第では，どんなにコミュニケーション良好な患者であっても関係性が崩れてしまう危険性を秘めている。穿刺ミスが起きたとき，患者は，自分に対して「どれだけ努力し，精一杯やってくれたのか」ということを考えるのではないだろうか。従って，穿刺ミスを起こした場合やミスが続く場合には，「なぜ穿刺ミスが起こるのか」「どうしたらミスがなくなるのか」について理解する努力をしなければならない。そこで，それらを

理解するための情報収集のために，エコーの情報が重要となる。

　穿刺ミスの主な原因として，穿刺行為における技術と知識の不足が挙げられるが，そのほかに理学所見で得た情報と実際の血管の状態に相違のある場合があることも見逃せない要因である。このときの穿刺ミスは，よく「苦手な血管」や「相性が悪い」などという言葉ですまされてしまうことがある。これはつまり，そのスタッフが採取した理学所見では，穿刺対象血管の正確な情報が得られていないことが大きな問題と考えるべきであり，このような場合には，前述の「穿刺の難易度を判断するためのエコー」(p.110)で述べた，エコーの利用方法で理学所見をとる技術を磨くことが必要である。すなわち，自分で得た理学所見から想定した血管の状態とエコーによって得た正確な血管の状態を擦り合わせていくのである。

　また，ほかの解決方法として，エコーガイド下穿刺を行ってみるのも1つの解決方法である。エコーガイド下穿刺を行うことで，穿刺を行ったときの血管の動きや血管内に穿刺針が入った感触を知ることができる。そして，その情報をブラインド穿刺にフィードバックすることで，穿刺ミスが続く場合の解決法になると考えられる。

■ 穿刺後のトラブルが続いたとき

> **Point!**
> 穿刺はただ刺せば終わりじゃない‼ 穿刺にまつわるトラブルを理解し，安定的な治療が行えるような穿刺部位に穿刺を行おう‼

　穿刺後のトラブルとしては，主に脱血不良，静脈圧上昇，VA再循環などが考えられる。これらの現象が起きる原因はさまざまである（図8）。

　最初にどの原因でトラブルが起きているのかを判断する。その判断を行ううえで有用なのがエ

脱血不良の原因
・設定血流量に対して，穿刺部のVA血流量が十分ではない。
・設定血流量に対して，穿刺針の性能が十分ではない。
・血管壁や静脈弁，血栓などによるVAの形態的な異常。
・患者血液の性状の変化。

静脈圧上昇の原因
・返血している血管の狭窄・閉塞。
・設定血流量に対して，穿刺針の性能が十分ではない。
・穿刺時の行為による留置針内・外への血栓形成。
・患者血液の性状の変化。

VA再循環の原因
・設定血流量に対して，穿刺部のVA血流量が十分ではない。
・返血している血管の狭窄・閉塞。

図8 脱血不良・静脈圧上昇・VA再循環の原因

コーである。トラブルの原因によってエコーで観察すべきポイントは変わるが，基本的に見るべきポイントは，

　①上腕動脈血流量が低くないか
　②脱血部位より末梢側に狭窄がないか
　③返血部位より中枢側の血管に閉塞・狭窄がないか
　④穿刺部位の血管内構造に異常がないか

の4つである。これらに問題がみられた場合には，穿刺部位の変更ですむのか，もしくは，VAIVTなどが必要となるのか適切に判断する必要がある。

　トラブルが生じた際にその場ですぐエコーを使用して確認することが望ましい。例えば，血圧低下などにより上腕動脈血流量が低下してトラブルが起こっていた場合，治療開始前には上腕動脈血流量は十分にあり，何が問題で脱血不良になるのかがエコーで観察してもわからなくなってしまうこともあるからである。また，VA再循環が起きた場合には，エコーのカラードプラにより，血管内の血流方向を観察し，返血部位から脱血部位に流れ込んでいる血流を確認することで，再循環経路となっている血管を検出することもできる(図9)。

　この方法で，再循環経路を確認したらその血管を圧迫することで，一時的にVA再循環を消失させることができることもある。ただし，これはあくまでも一時的な対応であって，圧迫せずともVA再循環が起こらない方法を考えることが必要となる。

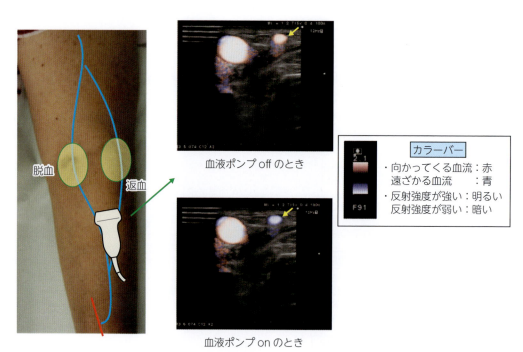

図9　カラードプラによる血流方向の確認

③ 機能的な低下が疑われたとき

> **Point!**
> 機能が低下しているからといって，いつでもPTA（percutaneous transluminal angioplasty：経皮的血管形成術）ができるわけではない!! 現場の努力でPTAまでの期間を乗り切ろう!!

　シャントの機能評価は上腕動脈血流量とRI値を用いて行われ，機能的な低下とは，これらに異常値が検出されることである。一般的に機能的な低下がみられる場合には，VA血管の狭窄・閉塞が第一に疑われる。その場合，VAIVTを行うことで，問題なく通常の穿刺部位の選択で治療を行うことが可能であるが，現在では，PTAの3カ月ルールにより，機能的な低下が疑われても，すぐにPTAができない状況もある。そのような場合にどのようにしてPTA実施日まで穿刺を行うべきか考えたい。

> **Point!**
> 上腕動脈血流量が低下していても脱血不良を起こさない方法を考えてみよう!!
> 〜上腕動脈血流量50〜100mL/min程度の表在化動脈はなぜ脱血できるのか？〜

　シャント血管の狭窄により，上腕動脈血流量が低下し，RIが上昇している症例をここでは考える。「十分に脱血できる血流量がシャント血管に流れているかを判断するエコー」（p.109）で述べたように，設定血流量200mL/minの場合，脱血不良を起こさないためには 上腕動脈血流量350mL/min以上が必要である。しかし，上腕動脈血流量が200mL/min以下であっても，脱血不良を起こさず，設定血流量200mL/minが確保できる症例が存在する。それはどのような症例かというと，血液ポンプにより脱血を開始した際に，脱血した分だけ上腕動脈血流量が増加する症例である。すなわち，血液ポンプが止まっているときには，上腕動脈血流量が200mL/minであっても，設定血流量200mL/minで血液ポンプを動かしたときには，上腕動脈血流量が400mL/minに増加する症例である。通常，シャント血管から脱・返血を行う場合，血液ポンプのon，offにかかわらず上腕動脈血流量は変化しない。しかし，ある特定の症例では，設定血流

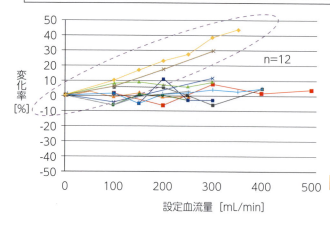

図10 AVF症例における設定血流量増加に伴う上腕動脈血流量の変化

量分だけ上腕動脈血流量が上昇する(図10)。

　なぜ，このような現象が起こるのかを理解するためには，まず，表在化動脈からの脱血を考えると理解しやすい。表在化動脈は，シャント血管がないため，上腕動脈血流量は健常人と同じであり，約50〜100mL/min程度のことが多い。その動脈から，治療時には，血液ポンプで200mL/min程度の脱血を行う。しかし，上腕動脈血流量が低いからといって脱血不良にならないことは，表在化動脈への穿刺を行っているスタッフであれば誰でも知っている事実である。なぜ，脱血不良にならないかというと，脱血した分だけ上腕動脈血流量が上昇しているからである。実際に，設定血流量を変化させながら上腕動脈血流量を測定した結果を図11に示す。

　設定血流量によって上腕動脈血流量が変化していることがわかる。シャントのないときの上腕動脈血流量は，毛細血管による末梢血管抵抗に規定され，約50〜100mL/min程度となる。しかし，毛細血管よりも中枢側で脱血することで毛細血管をバイパスする流れが生じ，その分だけ上腕動脈血流量が上昇するのである。シャントを作製した場合には，毛細血管よりも中枢側の動脈と静脈血管を吻合することで，その吻合によって末梢側の血管抵抗が大きく減少し，上腕動脈血流量が増加するのである(図12)。

　シャント血管に脱・返血を行っている場合には，その部位が末梢血管抵抗を規定している吻合部よりも下流側となるため，血液ポンプを動作させても末梢血管抵抗は変化せず，上腕動脈血流量は変わらないのである。

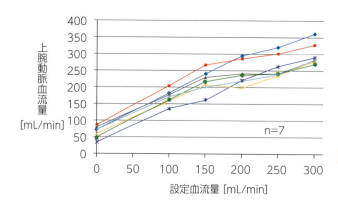

図11 表在化動脈症例における設定血流量増加に伴う上腕動脈血流量の変化

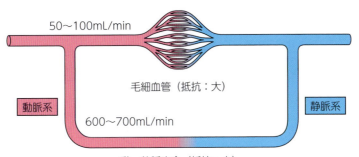

図12 シャント作成による血流量の増加理由

> **Point!!**
> 機能低下を引き起こす狭窄部を理解しよう!! そして，狭窄部と穿刺部の関係についてよく考えよう!!

　シャント肢の上腕動脈血流量を規定する大きな要素は吻合径と述べたが，シャント血管に狭窄が発生し，吻合部よりも狭い血管内腔ができてしまうと，上腕動脈血流量を規定する部位が吻合部から狭窄部へと変化してしまう。よって狭窄病変が進行し，より血管内腔が狭くなってくると，それに応じて上腕動脈血流量が低下する。それを理解したうえで，次に血管の狭窄部位と脱・返血の穿刺部位との関係を考える。図13に2パターンの狭窄部位と脱・返血の穿刺部位を示し，それぞれのパターンについて考えてみる。

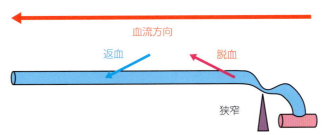

a 狭窄部位より中枢側に脱・返血部位を確保した場合

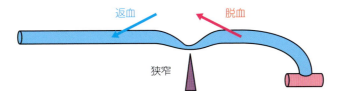

b 狭窄部位より末梢側に脱血，中枢側に返血部位を確保した場合

図13 血管の狭窄部位と脱・返血の穿刺部位との関係

■ 狭窄部位より中枢側で脱・返血部位をとった場合

　上腕動脈血流量を規定している狭窄部よりも下流側で脱・返血を行っているため，血液ポンプをonしても上腕動脈血流量は増加せず，脱血不良となる．もし，この状況で脱血不良にならない場合には，VA再循環が起こっている可能性が非常に高くなる．

■ 狭窄部位より末梢側に脱血，中枢側に返血部位を確保した場合

　上腕動脈血流量を規定している狭窄部よりも上流側で脱血しているため，血液ポンプをonにすると上腕動脈血流量は増加し，上腕動脈血流量が低下している症例でも脱血良好となる．よって，上腕動脈血流量低下の原因が狭窄病変であっても，その狭窄部位より上流側に脱血部位を確保すればよい．ただし，吻合部と狭窄部がかなり近い場合には穿刺困難となる場合も多い．

　また，狭窄部より上流側は血管内圧が高く，穿刺や止血時の血液漏れには十分に注意する必要がある．さらに，このような形で継続的に使用されるシャントは突然閉塞の危険性が高いことも知っておく必要がある．

④ 形態的な異常が疑われたとき

Point!!　目に見えない血管の中とその周囲では，さまざまなことが起こっている!! エコーで見れば一目瞭然!!

　形態的な異常とは，血管内に血栓や石灰化，内膜肥厚や偽腔など(**図6**)があることであり，これにより，「逆血がない」「外筒が進まない」「脱血不良や静脈圧上昇」などのさまざまな問題を引き起こす．従来，穿刺前の理学所見によって血管内の状態をなんとか把握しようと努力してきたが，それだけでは難しく，穿刺が難航する場面も多かった．しかし，今日，ベッドサイドでエコーを使用できる環境が整いつつあることから，形態的な異常も画像として正確に確認しながら穿刺することが可能な施設も増加している．しかし，特定の患者のみが対象であれば，穿刺のたびに毎回エコーを使用することも可能ではあるが，対象患者が増加すればエコーの台数が限られているため，毎回エコーを使用することが，およそ現実的とはいえなくなる．形態的な異常が疑われるような場合には，毎回エコーを使用して穿刺を行うのではなく，「エコーによる血管内の情報共有」そして「穿刺後にエコーを使用して針先を修正する」といったことも必要となる．

■ エコーを用いた形態的評価による情報共有

> **Point!!**
> VAに関する情報書を作成し，形態的な異常をみんなで共有しよう!!
> 情報書は誰が見てもわかりやすい書式を心掛けよう!!

当院で作成しているVAの情報書を一例として記す（図14, 15）。

このような情報書を作成し，ベッドサイドに準備することで，穿刺前に血管内の情報を容易に把握することが可能となる。現在では，穿刺情報を透析支援システムに取り込み，透析装置の画面で確認できるような方法も可能となっている（図16）。

このような情報があれば，穿刺時に「この部位は穿刺を避けよう」「外筒はこの位置を進ませるようにしよう」などと，形態的な異常のある血管に対して穿刺のプランニングができる。これによって形態的な異常があっても，穿刺トラブルを回避することが可能となる。エコーで形態を観察する者は，誰が見ても理解しやすい情報書を心掛けて作成することが重要である。

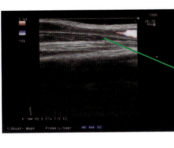
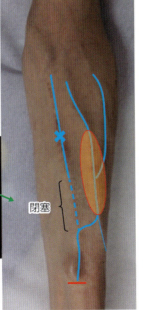
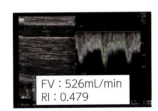

図14 脱血不良にてシャントエコー検査を行った症例のVA情報書

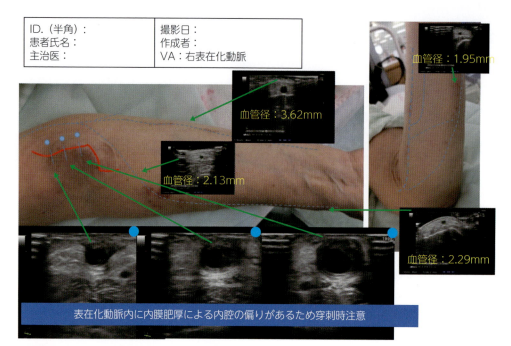

図15 表在化動脈症例のVA情報書

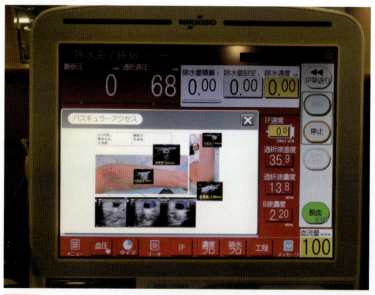

図16 透析装置画面でのVA情報書の確認

■ ブラインド穿刺で困ったらエコーを使用して修正を試みる

Point!
ブラインド穿刺で困ったらエコーを使用して修正を試みよう!!
ブラインド穿刺に固執して必要以上に血管を傷めないことが重要!!

血管内の情報を把握していても，穿刺トラブルを完全に回避することは難しい。そういったときは，エコーで血管の形態を確認しながら，穿刺針の位置を修正して穿刺を成功に導く。この針先修正の手順やポイントに関しては，「8章 針先修正における手順とエコーの使い方」（p.133）を参照いただきたい。

　ただし，エコーを使用する前に，ブラインドで血管を何度も追っかけたり，針を進めたり・戻したりを繰り返すと，血腫や血栓が形成されてしまう可能性がある。すると，エコーによる針先修正は困難となり，再穿刺を行わなければならない状況となる。ブラインド穿刺に固執することは避け，エコーガイド下による針先修正に切り替える判断力が穿刺者には必要とされる（図17）。

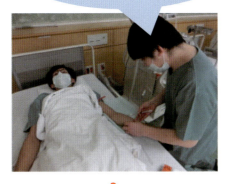

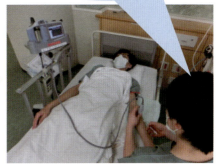

a　　　　　　　　　　　　　　　　　　　b

図17 ブラインド穿刺からエコーガイド下穿刺への変更
ブラインド穿刺で「あれ？ おかしいな？」と思ったら無理はせず，エコーを使おう！

● 文献
1) 社団法人 日本透析医学会：「慢性血液透析用バスキュラーアクセスの作製および修復に関するガイドライン」．透析会誌，44: 865, 2011.
2) 山本裕也，中村順一，中山祐治，ほか：自己血管内シャントにおける脱血不良発生と超音波検査における機能評価および形態評価との関連性．透析会誌，45(11): 1021-1026, 2012.
3) 木全直樹，廣谷紗千子，ほか著，峰島三千男，土谷　健 編，新田孝作 監：バスキュラーアクセス(VA)の狭窄の治療適応―患者を送る側から―．最新透析医療―先端技術との融合―, p.484-489, 医薬ジャーナル社, 2016.

7 穿刺位置を検討する手順とレポート作成

安部貴之・石森 勇・村上 淳

はじめに

VA管理にエコーが用いられるようになり，透析治療現場でのVA管理は大きく様変わりしようとしている。適切にエコーを用いてVA管理がなされた場合，その効果は絶大であるが，適切さを欠いた場合，必ずしも効果は上がらず，単に労力と経費の無駄遣いになる場合もある。そのようなことに陥らないための一助として，本項では，穿刺位置を検討する基本手順と留意点，VAレポートを適切に作成・運用するための留意点を解説する。

 穿刺位置を検討する基本手順と留意点

透析患者にとってバスキュラーアクセス（VA：vascular access）は，治療を受けるために必要不可欠なものであり，命綱である。透析スタッフが穿刺のたびに行っている穿刺位置の決定は，VAの長期開存と適正使用に大きく関わる。その理由は，穿刺位置が限局されることで血管の荒廃と穿刺関連合併症の発生を招き，また穿刺ミスによる針先修正や再穿刺は過度の侵襲となり，血管の荒廃を進めるからである。

透析効率を維持するために，脱血側の穿刺位置は，設定血流量が得られることが重要であり，脱血・返血の穿刺位置は，再循環が発生しない組み合わせで選択されることが重要である。穿刺は，血管内に針を留置できればそれでよいわけではなく，長期開存，適正使用を念頭におきながら穿刺位置を決定しなければならない。ここでは，穿刺ミスを極力減らし，透析効率を下げることのない穿刺位置を検討する基本手順について説明する。

理学所見は多くの書籍で紹介されているため簡単に解説し，エコーによって得られる情報を活用し，どのように検討するべきかを中心に記述するが，その対象は自己血管内シャント（AVF：arteriovenous fistula），人工血管使用皮下動静脈瘻（AVG：arteriovenous graft），動脈表在化ならびに自己静脈とし，ボタンホール穿刺については除外する。

■ 理学所見による検討

穿刺位置の決定には，まずVAの状態を把握する必要がある。対象となる血管は，針の入る太さ，針を刺入する血管の走行，治療中安全に留置・固定できる部位を選択する。まずは理学所見により皮膚や血管の状態を把握する。最初に，視診によって腕を観察し，皮膚の状態や血腫，瘤

などの病変部位がないかを確認する。次に脱血可能な血管を探す。目視できる主要血管の走行に沿って血流の有無を触診あるいは聴診にて確認する。触診でスリルの有無，内腔の広さ，内圧，皮膚や血管の硬さなどの情報を得る。また，必要があれば聴診によりシャント音を聞くことで流れの有無が確認できる。次に返血可能な血管を探す。脱血側穿刺部の下流，主要血管から分岐した血管，などがその候補となる。駆血した際の血管径の変化，張り具合を確認する。返血部位の下流に脱血側穿刺部が選択されていないことを確認し，再循環しないかどうかの基本的判断をする。

穿刺部位の決定には，同一部位に穿刺が連続で行われているかどうかも考慮される。ほかにも，自身の穿刺技能と血管の難易度から成功するかどうかの判断や患者の意向など多くの要素が関わる。自身が得意とする血管，不得意とする血管や患者と穿刺者の相性などは，成功するかどうかの判断に影響し，患者の意向がVAのために正しいとも限らず，これらの優先順位は一概に定まらず，穿刺位置の決定は難しい。しかし，基本的には穿刺ミスの可能性が低い血管，穿刺があまり行われていない血管を選び，予定されている脱血が可能で，返血圧の上昇がなく，再循環しない組み合わせとする。

これら一連の手順を表1に示す。

表1 穿刺位置決定の手順

1	皮膚の観察	感染，瘤，血腫などがないか。穿刺創が集中しすぎていないかを確認
2	脱血部位の検討	主要血管の走行と血流の有無を確認する
3	返血部位の検討	脱血部位の下流，シャント血管以外の静脈から検討する
4	穿刺位置の決定	病変部位は可能な限り除外 （可能な限り）成功する血管 患者の意向 これらを考慮し，再循環の生じない組み合わせを検討

■ エコーによって得られる情報

エコーを用いると理学所見だけでは得られなかった情報を取得することができる。エコーを用いれば，直径，深さ，流量などを数値として測定できる。また，理学所見での判断は，穿刺者によって変わってしまうが，エコーを用いると客観的な情報が得られ，記録，保存ができるため，他の穿刺スタッフや患者との情報共有が可能となる。

以下に穿刺位置を検討するのに有用となるエコー情報として代表的なものを示す。

① 血管の走行

理学所見では，表層の血管や太く流れのよい血管は触知しやすいが，細い血管，容易に虚脱する血管，深部の血管などは走行を把握しづらく，深部方向へ蛇行する血管や並走する血管などは完全に把握することは難しい。エコーを用いるとプローブをあてた箇所の血管が描出される。血管に沿ってプローブを走査することで血管を連続して追うことができ，走行を把握することができる。

特に穿刺において留意しなければいけないのは動脈の走行である。穿刺針による動脈の損傷は，短時間で血腫を形成し，神経麻痺による末梢側の運動不全や，血流途絶による壊死の可能性もある。動脈は，比較的太く拍動もあるため触知できる血管であるが，深い場合や深部方向への蛇行，近接している血管との正確な位置関係を把握することは難しい。これらは，エコーによって把握することができ，穿刺時の情報として有用である。動脈の位置を把握することで無自覚に動脈への穿刺を行う可能性を減少させることができる。

　静脈においても，深部の血管，蛇行血管，血管の分岐，近接した血管などは理学所見では判断しづらいものもある。図1は，深部へ分岐した血管である。穿刺針の先端が深部へ流入する血管に入ると脱血不良となりやすい部位であった。この画像があることで，外筒を進める角度に注意すればよいことがわかる。

② 血流の向き

　血流の向きを判断するためには，触診では血管を圧迫した場合に上流側の内圧が上昇することで判断できる。しかし，もともと内圧の低い静脈，深部の血管などは触診での判断がしにくい場合がある。また，AVGの血流の向きは触診では判断が難しい。血流の向きを間違えると，AVGでは再循環が発生してしまうので，穿刺位置の決定には血流の向きを把握しておく必要がある。

　カラードプラを用いると，図2に示すように色での判断がつく。プローブに向かってくるものは赤，遠ざかっていくものは青く表示される。例えば，動脈の血管にプローブをあて，末梢側に

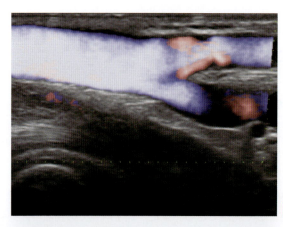

図1 深部へ流入する血管

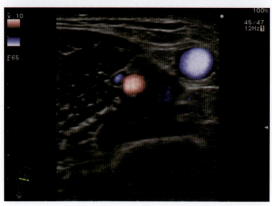

図2 カラードプラによる血流方向の確認

傾けてプローブ先端が心臓に向くようにすると動脈は赤く表示され，蛇行しているなど例外はあるが，シャント血管を含めた静脈系の血管は青く表示される。また，エコーの機能評価ができる操作者であれば，パルスドプラ波形でも判断がつく。動脈と静脈の区別も血流の向きの情報があるとより判断しやすい。

③ 血流量

エコーを用いると血流の指標が得られる。特にAVFでは，上腕動脈の血流量（FV：flow volume）と上腕動脈末梢血管抵抗指数（RI：resistance index）がVA管理の指標として用いられる。FVでは，VA肢へ供給される血流が数値としてわかり，RIは末梢への流れにくさが数値としてわかる。それぞれの変化によってVAに生じる異変を察知することが可能となる。山本らは，FV＜300mL，あるいはRI≧0.80が治療域とし，300mL/min≦FV＜500mL/min，あるいは0.60≦RI＜0.80で予防的PTAが検討されると報告している[1]。

④ 血管の形態および周辺組織の状態

狭窄，閉塞，血腫，血栓，内膜肥厚，静脈弁，血管内損傷，石灰化などはエコーを用いるとその状態が画像として得られる。以下にその例を示す。

図3は，理学所見では特に問題ないとされるにもかかわらず，穿刺ミスが続いた血管である。前壁が一部肥厚しており，ここに針先が当たり穿刺ミスや脱血不良の原因となっていた。

図4は，穿刺ミスによって生じた血腫である。触診でもわかるが，その大きさの変化や血腫による血流の阻害がないかなどが評価できる。

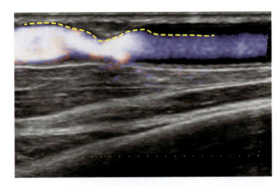

図3 前壁の肥厚
穿刺トラブルの多い箇所
その形態を把握し穿刺に活かす
形態の変化をモニタリング

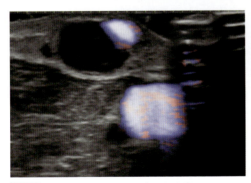

図4 穿刺ミスによる血腫形成

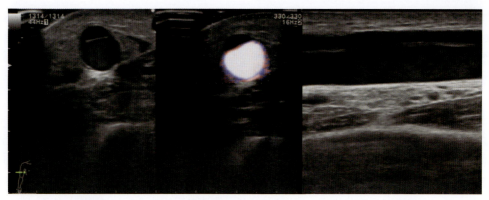

a 短軸　　　b 短軸（カラーあり）　　　c 長軸

図5 内膜が解離した血管
a：触診ではわかりづらい病変穿刺を避けるべき箇所

　図5は，内膜が解離している血管である。解離した袋状の中に穿刺針先端が入ると，逆血はあるが十分な血流量が得られない状態となる。エコーにより解離範囲が特定でき，穿刺を避けるべき範囲が明確となる。

⑤ 深さ，血管径

　血管，皮膚，周辺組織は，それぞれ硬さが異なり，理学所見のみでは深さや血管経を把握することは難しい場合がある。図6のように，エコーではプローブをあてて描出できる範囲内の血管や組織であれば，深さと血管径が測定できる。血管径を正確に測定するためには，血管に対して垂直にあて，プローブの重さにより血管を潰さないよう配慮しながら測定することが大事である。これらの情報から，理学所見では穿刺が難しい深い血管へのエコーガイド下穿刺が実施可能なのかも判断がつき，穿刺位置の選択肢が増えると考えられる。

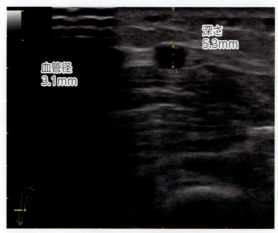

図6 エコーを用いた血管径と深さの把握

⑥ 外圧による変形具合

穿刺によって，皮膚や血管に外力が加わると周辺組織も含めて変形する。この際に血管の潰れ具合や血管自体の移動を伴うことが穿刺の難易度を上げてしまう。

プローブにより圧力を加えることによって血管がどの程度潰れるのか，あるいは血管自体が動くのか，視覚的に判断することができる。

■ エコーによる情報の活用

エコーにより得られる情報は，前項で述べたようにVAの機能（FV，RI）とVAの形態（血管走行，病変部位，エコーガイド下穿刺可能部位）である。VAの機能から透析に必要な流量が得られるアクセスかどうかを評価することができ，VAの形態から，どこに刺すのがよいか，または刺してはいけない部位はどこかを判断できる。

これらエコーによる情報を記録・保存しておけば，数値や画像といった情報を共有できる。VAに関する情報を集約したVAレポートの作成を行い，穿刺時に必要と感じたらすぐにベッドサイドで閲覧できる環境が理想的である。毎回の穿刺時に理学所見で異常を感じた場合，穿刺箇所として選択肢に困った場合など適宜閲覧できる環境にしておくことでVAレポートは有用なツールとなる。その瞬間の理学所見，エコー所見と過去の状態を照らし合わせることで，どのような変化がVAに生じているか把握することが可能となる。

■ エコーを用いた場合の穿刺位置の検討手順

VAをエコーで観察する際，時間的な制約がないと仮定すると以下のような手順で穿刺位置を決定するとよい。

① FV，RI測定
② 上腕動脈から走査し，橈骨動脈・尺骨動脈を確認
③ 吻合部を確認
④ 主要血管の走行を可能な範囲（肩まで）で確認
⑤ その他静脈を確認
　④と⑤を行っている際に，病変部位，穿刺可能部位，エコーガイド下穿刺可能部位を検出
⑥ 穿刺可能部位（エコーガイド下穿刺可能部位を含む）から脱血・返血の組み合わせを検討
⑦ 得られた穿刺箇所をどういう方針で使用するか計画を立てる

理想的な手順は，動脈から吻合部を経て静脈を網羅的に観察し，病変部位，穿刺可能部位のすべての情報を得て穿刺位置を検討するという順番である。エコー情報によってVA肢全体の血管を網羅し，選択肢を増やすことが可能となる。さらに，病変部位や血管の荒廃具合もわかるため避けた方がよい箇所も把握できる。

■ 留意点

エコーを有効に用いるための留意点を以下に示す。

① 最も重要なことは，ここで得られたVA情報を患者も含めた関係者全員が共有し，穿刺を含めたVA管理に生かすということである。

②エコーによる情報を得るためには，スタッフのスキルや患者VAの難易度にもよるが，それなりの時間を必要とする。従って，エコーによるVA評価は計画的に行い，スタッフ，患者ともに過大な負担とならないよう配慮する必要がある。

③エコーを用いると可能になる深い血管への穿刺は，抜針と止血に注意が必要である。

④エコーによって穿刺可能範囲は広がると考えられるが，針が刺さるか否かに囚われて，治療中に安定した固定が可能か，患者が拘束感を受けないかなど，一般的な注意事項が疎かになりがちである。これらも踏まえて穿刺位置を決定することが重要である。

VAレポートを適切に作成・運用するための留意点

　VA関連情報は，穿刺時，VAトラブル時，修復時などに必要となる。VAレポートの内容は，穿刺時の問題点，穿刺可能位置の提案，普段問題なく使用できている状態の機能と形態，既往などが考えられるが，どの患者においてもすべての情報を掲載すると，レポート作成自体が大変な労力となる。また，閲覧時も必要な情報を得るための探索が過大な負担となってしまう。VAレポートは，穿刺時や修復時などに作成する機会が多く，用途に合わせてVAの情報がまとまっていると便利である。VAレポートを閲覧するスタッフとしては，VA作製者および修復者，穿刺者，患者指導者，VA評価者などが挙げられる。本項では穿刺のための情報，そしてVAの通常使用時の情報，VA異常時に修復者へ伝える情報を想定して記述する。

■ VAレポートに掲載する情報

　VAレポートは，VAに関する情報から目的に応じて必要な情報を選んで掲載する。VA情報としては**表2**に示すような項目と内容が考えられる。すべての項目を1つのレポートに掲載すると作成の手間がかかり，また必要な情報を検索する手間もかかるため，目的ごとにVAレポートを作成し，必要な情報のみ掲載する。

表2 VA情報項目

VA情報項目	具体的な内容
患者情報	氏名，生年月日，性別
透析条件情報	原疾患，導入日，移植歴，転院歴
透析情報	QB，ダイアライザ，DW，投薬，血液検査データ
VA基本情報	種類，造設日，VAマップ
VA修復情報	修復手技，修復日，VAマップ
VA使用情報	日付，穿刺位置，穿刺針，穿刺成否，FV，RI，VAマップ，エコー画像，脱血，再循環，CL-Gap

VAレポートの種類は，定期的にVA状態をまとめた定期レポートと，異常発生時に作成される緊急レポートがある。定期レポートは，VA使用情報を中心に，患者情報，VA基本情報を掲載する。当院で定期エコーを実施した際に作成するVAレポート例を図7に示す。

　緊急レポートは，病変や穿刺関連合併症などVAに発生した問題を掲載する。VA機能低下時，再循環の発生時，VA修復時などトラブルや処置を行った場合に作成され，異常内容，原因，対処，治療方針などを中心に掲載する。また，狭窄を繰り返す症例などは，既往歴を掲載するのも有用である。図8に狭窄，PTAを繰り返す患者の既往とVA血流低下を見逃さぬように注意喚起の目的で作成したVAレポートを示す。

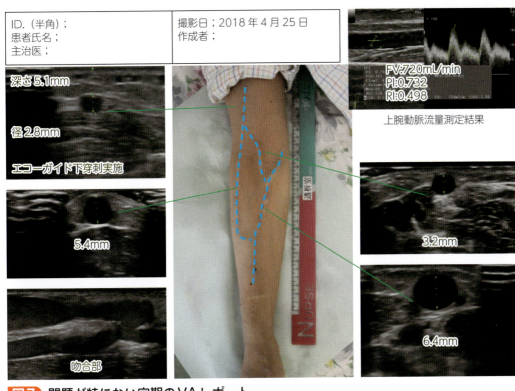

図7　問題が特にない定期のVAレポート

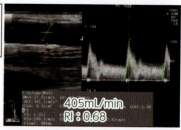
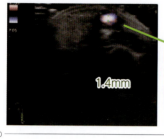
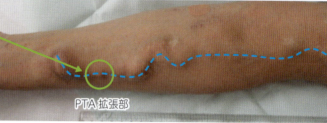
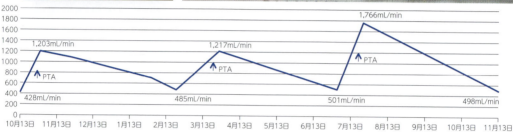

図8 狭窄，PTAを繰り返す患者のVAレポート

■ VAレポート作成手順

VAレポートの作成手順は，定期レポートと緊急レポートで異なる。

定期レポートの作成手順は，**表3**に示す項目を評価し，その内容をレポートにまとめる。VA肢の写真や図に血管走行，穿刺部位，機能評価結果などを掲載する。施設ごとに掲載情報の内容，レイアウトを統一させておくことは，どの情報がどこに掲載されているのか判断しやすく効率的である。

表3 VAレポート掲載項目

	項目	留意点
1	患者情報，エコー実施者，日付	いつ，誰のVA情報か明確にする
2	VA肢の図・写真	記載内容の場所はどこかわかるようにする
3	FV，RI	機能評価結果を掲載する
4	吻合部	狭窄の好発部位
5	血管走行	エコーによって穿刺可能な血管は網羅的に記録
6	穿刺している部位	実際に穿刺を行っている部位
7	エコーガイド下穿刺が推奨される部位	深い血管や，その他の理由でミスが多い部位

緊急レポートは多様であり一概に言えないが，異常発生時の状況や，原因，今後の治療計画が必要である。発生した状況と内容，そして閲覧者が今後の治療を遂行するために十分な情報が掲載されていることが必要である。

■ 留意点

① 画像の向き，画像の位置

エコーを実施した者以外が，エコー画像を見て，実際の腕や血管の位置や向きを特定することは困難である。実施した本人でさえも，どの画像がどの部位であったか，どちらの向きで撮ったのか忘れてしまうことがあるため，画像を撮った位置を記録することが必要である。

各社Body Markerの機能があり，図9のように腕のどこにプローブをあてたのかおおよその位置をエコー画像上に表示することができる。しかし，大雑把な位置情報であり，血管の連続画像などを保存する際には，末梢から順番に保存するなどルールを決めて行い，後からでも理解しやすいように工夫する必要がある。

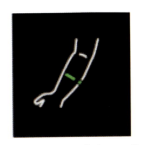

a 富士フィルムメディカル

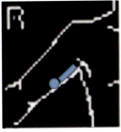

b コニカミノルタジャパン

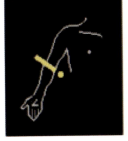
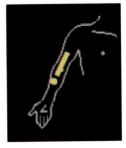

c 日立製作所

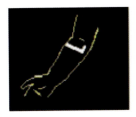
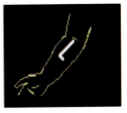

d GEヘルスケア・ジャパン

図9 各社のBody Marker
（メーカーより許可を得て掲載）

② 穿刺位置を限局化するような表現

　穿刺位置を限局化するような表現は避ける．VAレポートが運用されると，ある程度の拘束力をもつ．VAレポートに穿刺箇所が指定されている場合，あるいは特定の箇所を推奨しているというレベルであっても，閲覧したスタッフは，他の血管を探しもせずに毎回同じ箇所を穿刺する可能性がある．VAレポートには留意点や穿刺位置の候補などを記載しておき，穿刺者は穿刺者のレベルに合った穿刺箇所の選択を行うことが望ましい．

③ 適切なVAレポートの更新

　VAレポートの情報はあくまでもエコー施行時の情報であることに注意しなくてはならない．VAの修復やVAトラブルなど，次回の穿刺時に必要な情報はその都度記録しておく．狭窄，瘤，荒廃部位など一定期間をおいて評価したい情報は期日を決めて再評価する必要がある．VAレポートは，最新のVA情報であることに大きな意味があり，その効果をはじめて発揮する．古い情報は誤った理解を生み，誤った対応を助長するので注意が必要である．

　VAの異常は突如発生するため，特に問題がないVAであっても定期的に情報を更新する必要がある．

④ VAレポートの過信

　VAは変化するものであり，その変化はときに急速に起こる．前回の透析で異常がなかったVAが突如閉塞することをたびたび経験する．定期のエコー評価以外でVAの形態や機能の変化は，患者自身が気付く以外には，透析スタッフが治療開始前の理学所見で発見するしか機会がなく，VAレポートがあるからといって理学所見の重要性は低下しないと認識する必要がある．

●文献
1) 山本裕也, 日野紘子, 小林大樹, ほか: 超音波パルスドプラ法による自己血管内シャント機能評価の有用性. 超音波検査技術, 36(3): 219-23, 2011.

針先修正における手順とエコーの使い方

井竹康郎

1 エコーガイド下穿刺での針先修正方法

■ 短軸法の針先修正

　短軸法では横断面で描出するので，針先を確認すると（金属針は周辺組織より輝度が高いため）白い点として描出される（図1）。

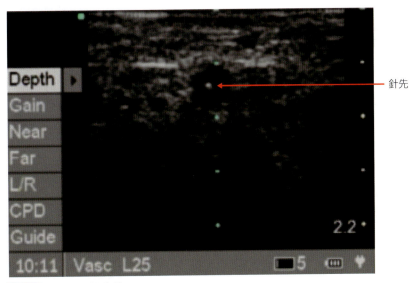

図1　短軸の針先像

　エコーガイド下穿刺およびその針先修正には，この針先の白い点を確認することが重要になってくる。短軸法のエコーガイド下穿刺の動作として，血管を描出して刺入し針先を確認しながらプローブをスライド，もしくはスイングさせて，針先を血管の中心を目掛けて押し進めていく（図2a〜c）。

133

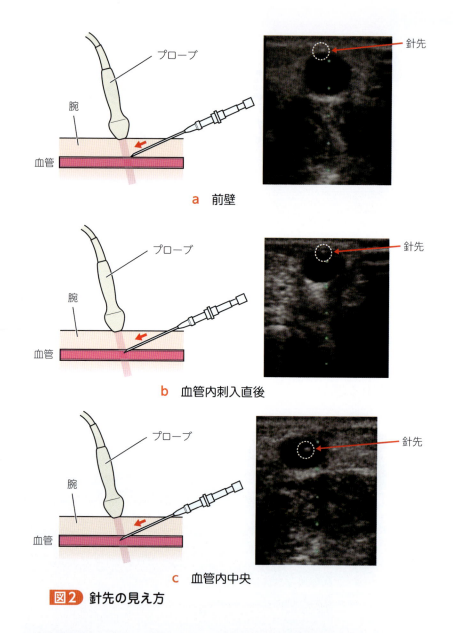

図2 針先の見え方

　この針先が血管の直上ではなく左右にずれた場合（図3）は修正が必要になる（図4，5）。方法としては，少し穿刺針を引き，血管の中心を目掛けて修正を行うが，このときに針先が進む方向に注意しなければならない。エコーのプローブにはスキャンマークが付いているが，エコーガイド下穿刺時は常にプローブの方向を一定にさせ，針先がどの方向へ進むか把握しておく。また，ゲインの設定も重要であり，ゲインが強いと皮下組織と針先との区別がつき難いため，調節が必要である。

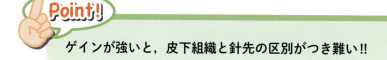

Point! ゲインが強いと，皮下組織と針先の区別がつき難い!!

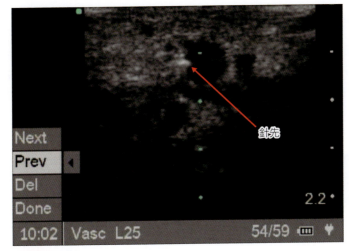

図3 血管左側にずれた針先

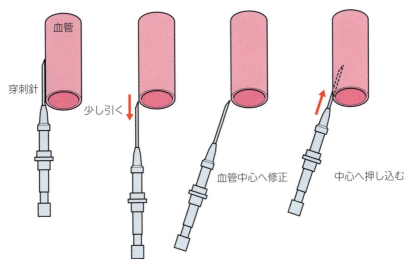

図4 修正イメージ

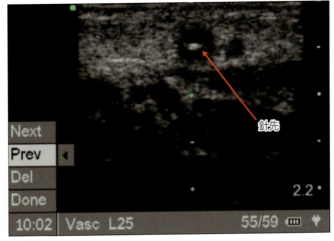

図5 修正後の針先像

■ **長軸法の針先修正**（図6）

　長軸法では血管を縦断面で描出するため，狭窄部やプラークなどの血管内情報の把握に有効である。エコーガイド下穿刺においても針先の動きが把握しやすく，狭窄部の回避や走行深度の対応に有効である（図7）。しかし，長軸法は針先が血管の中心に位置しているかの把握が難しいため，適切なプローブ走査による血管の描出と穿刺が必要である。

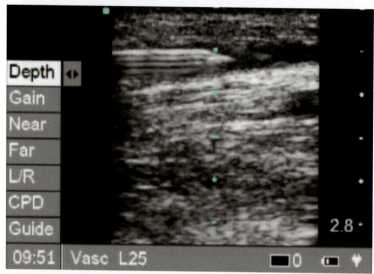

図6　長軸法の針先像

　長軸法で針先修正を行う場合，血管の後壁を貫くケースでは穿刺針を血管内へ引き戻し，描出画像を見ながら走行に沿って刺入する。しかし，針先が血管の左右にずれた場合は把握が難しいため，短軸法を併用して針先を確認する必要がある。長軸法のポイントはプローブ走査で安定した血管の描出を行うことが大切になってくる。

> **Point!**
> 長軸法は安定したプローブ走査を維持させるのがコツ!!

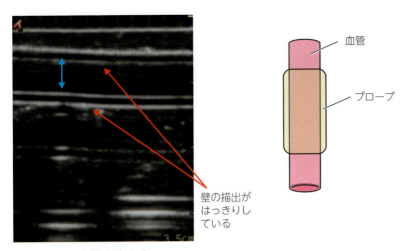

a　血管の真ん中

壁の描出がはっきりしている

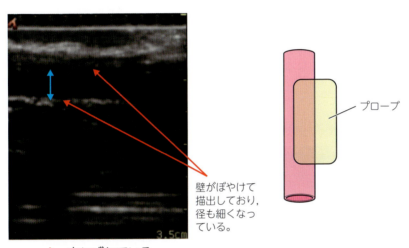

b　右にずれている

壁がぼやけて描出しており，径も細くなっている。

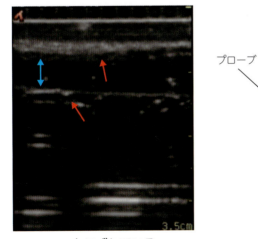

c　左にずれている

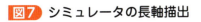
図7　シミュレータの長軸描出

穿刺針がどのような経路をたどったのか？（描出画像で針先を把握してトラブルを回避する）

　エコーガイド下穿刺のトラブルに多いのは描出画像上で針先を見失うことである。エコーガイド下穿刺で重要なポイントになるのが針先の把握であり，これは短軸・長軸の両走査法でいえることである。描出画像で針先がどの位置にあるのか把握しなければ穿刺はおろか修正も難しくなる。エコーガイド下穿刺は血管に対して針先をどのように誘導するかがポイントになるので，両走査法の長所・短所を理解して，針先がどの位置にあるのかを常に把握しておく必要がある。

■ 短軸法における針先の確認方法（図8）

　すでに述べたように短軸法は横断面で描出するため，針先は白い点で描出される。この白い点を常に描出画像上で追っていくことが重要である。短軸法で穿刺を行う場合，刺入後に血管直上に針先の白い点が描出され，前壁を貫き血管内へ刺入していくのが望ましいが，そうでない場合が多々ある。スムーズに針先が血管内に留置できない，または脱血不良がある場合は穿刺針の経路がずれているため修正が必要になる。

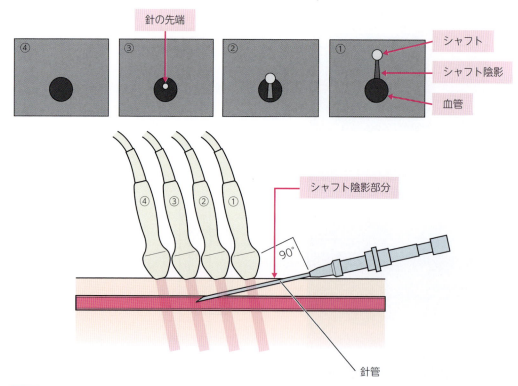

図8 針先の特定方法（短軸法）

1. 血管直上ではなく血管の左(右)にずれた場合

　針先が血管の左側にずれた場合，穿刺針は**図9**のような経路となる。この場合，修正方法としては少し戻して向きを変えて穿刺針を進める(**図10**)。そして血管の左前壁から血管内へ刺入して，通常の短軸法で針先を血管の中心に導きながら押し進める。血管の右にずれた場合はその逆の方法を行う。

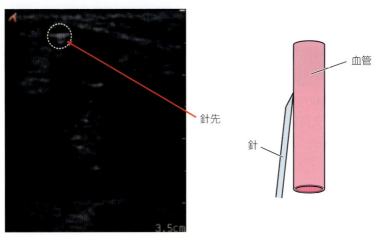

図9 血管左にずれた短軸像(短軸法での穿刺にて)

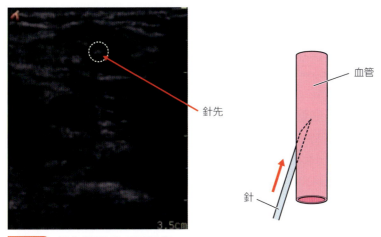

図10 針先修正後の短軸像

2. 針先を血管後壁に引っかけてしまった，もしくは貫いてしまった場合

　穿刺を行った際に，穿刺針がプローブの下を通過し血管の後壁を貫いてしまうケースがある(**図11**)。この場合，音響陰影(acoustic shadow)を確認しながら穿刺針を血管内へ引き戻す。そして再度，血管中心に穿刺針を押し進めて留置していく。

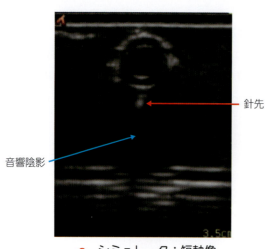 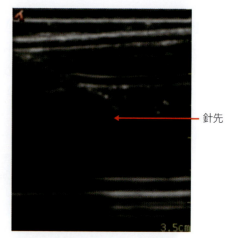

a　シミュレータ：短軸像　　　　　　b　シミュレータ：長軸像

図11　穿刺針が後壁を貫いている状態

> **Point!**
> 短軸法で針先を探す場合はアコースティックシャドーを手掛かりにする!!

■ 長軸法における針先の確認方法

　長軸法は短軸法と違い，血管を縦断面で描出するため状況把握が容易である。そのため，針先が血管後壁に引っかかっている様子など状況が見てわかりやすい。しかし，針先が血管中央に位置しているかどうかの把握は難しい。

1．血管直上ではなく血管の左右にずれた場合

　長軸法で散見するのが，「描出画像上で血管内に針先が刺入しているように見えるが，針を送れない・脱血不良であった」などの状況である。このようなとき，穿刺針の経路は血管側面にずれてしまっている，もしくは血管と交差している状況が考えられる。これは縦断面で描出しているため，血管の側面に穿刺針があっても重なって見えているためである（図12）。このような場合，修正方法としては血管の描出を安定させ，穿刺針を少し引き戻す。そして，走行沿いに針先を押し進めていくが，抵抗がある場合は短軸走査に切り替えて，針先が血管の中心に位置しているか確認する（図13）。
　長軸法での穿刺は血管の描出を安定させ，刺入に際してもプローブの中心に真っすぐ刺入することがポイントとなる。

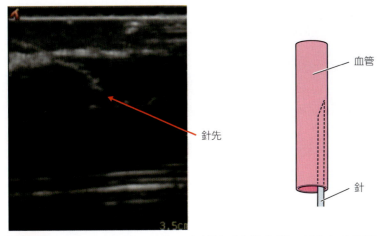

図12 長軸法で穿刺した際，穿刺針が血管右側へ刺入した画像

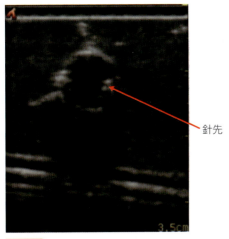

図13 短軸像で確認

2．針先を血管後壁に引っかけてしまった，もしくは貫いてしまった場合

　血管後壁に針先が引っかかって押し込めない場合や貫いてしまった場合，長軸法は短軸法に比べて穿刺針の経路（状況）を把握しやすい。修正方法として，長軸走査で針先を引き戻して，走行沿いに針先を押し進めて留置していく。

血管内構造物の有無は？（血腫，石灰化，静脈弁，内膜肥厚について）

　バスキュラーアクセス管理では，エコーなどの機器を用いて患者個々の血管をモニタリングするが，血管内の構造物などの血管内情報を把握することにより，穿刺箇所の特定や穿刺トラブルの回避に繋がる。

　血管内構造物とは，主に血腫（図14），血栓，石灰化，静脈弁，内膜肥厚であるが，アクセスマップなどに左記の情報が記載されていると穿刺者も注意して穿刺を行うことができる。

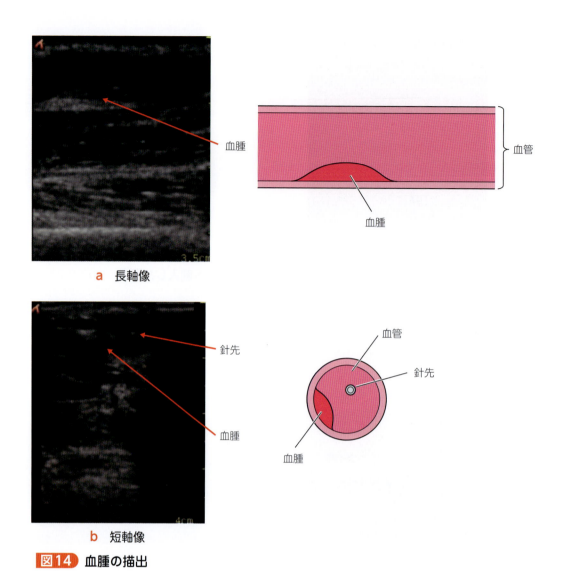

図14 血腫の描出

最後に

　透析治療において「穿刺」はその日の治療や業務を円滑に行うための重要な要素である。問題なく穿刺が行え，スムーズに治療を開始できれば患者や穿刺者にとってもストレスなく業務の流れもよくなる。

　エコーガイド下穿刺は穿刺難渋症例や穿刺トラブルのフォローなどに素晴らしい効果を発揮するが，プローブ走査やブラインド穿刺技術がエコーガイド下穿刺技術を支えるため，技術の研鑽が必要である。

● 文献
1) 春口洋昭：バスキュラーアクセス超音波テキスト, p.10-13, 医歯薬出版, 2011.
2) 日本臨床工学技士会：臨床工学技士のためのバスキュラーアクセス日常管理指針, p.33-34, 2016.

9 エコーガイド下の穿刺手技

木船和弥・佐久間宏治

木船和弥

1 プローブの交差感染対策

穿刺部位へのエコー（ガイド下穿刺や針先位置の調整）には，プローブを介した交差感染予防が何より重要になる。そのためには，滅菌ジェルや滅菌プローブカバーの使用が有用とされる。しかし，滅菌済みのものはランニングコストが高いため，カバーは穿刺時に使用する滅菌グローブや院内で滅菌処理されたポリ袋で代用できる[1]。また，滅菌ジェルの代わりに患者の消毒液を代用する場合，プローブカバーの皮膚接触面に，プローブ走査を継続して1〜2分間行うのに十分な量を塗布する必要がある。なお，滅菌処理されたカバー類がなければ，清潔な市販のラップ類（図1a）やジッパー式ポリ袋（図1b），未滅菌プラスチック手袋（図1c）に，患者に使用する同じ消毒液をプローブ皮膚接触面に塗って消毒済みとする施設もある。また，カバーがずれないように締め付け用具で止める場合は，プローブのコード部周辺付近で止めることが可能であれば推奨する。その理由は，プローブを全体的にカバーで覆うことができることや，プローブカバーが血液で汚染されたときに，図1の赤い横線の周辺に輪ゴムなどで止めた場合，慎重に輪ゴムをはずさなければ血液を周辺に飛散させるおそれがあるためである。図1は，取り付けが簡単で速い順からb，c，aとなり，コスト的には，採用した物によるが，おおむねa，b，cの順になる。当院では装着が簡単で速くコストの安い図1bのジッパー式ポリ袋（厚さ：0.04mm）を採用している。なお，ジッパー式ではないポリ袋では底部のシール位置が図2bの矢印（赤色）となるものが多く，シールからヒダのような余計な出っ張り（黄色枠）がプローブ面と重なるため，プローブ走査に悪影響があり不適応である。

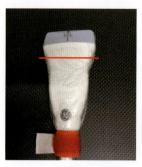 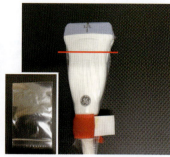 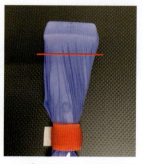

a　ラップ類（1枚のラップを包む）
b　ポリ袋（ジッパー式，ポリ袋を上から被せる）
c　プラスチック手袋（手袋を上から被せる）

図1　未滅菌のプローブカバー装着例
a　見た目は折り目が多くなり，きつくしすぎると破れる。
b　被せるだけなので容易である（左下がジッパー式ポリ袋）。
c　手袋の平らな部分をプローブ面にする。

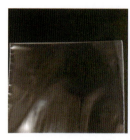 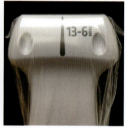 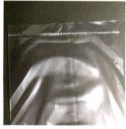 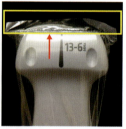

a　ジッパー式ポリ袋の底部　　　　　　b　非ジッパー式のポリ袋の底部
図2　ポリ袋の種類（底部のシール処理の違い）により不敵応な例

　カバー（ラップ類）をプローブコード辺りで止めるには，図3aのようにプローブカバーとして必要分（プローブコード3cm分を含む長さ）の2倍のラップを切り取って中央にプローブを置く。プローブの上にジェルを塗った後，ラップを中央付近から手前に折り返してプローブにラップを被せる（図3b）。次に，折り返し部分の両端の一方から皮膚接触面がずれないように斜め下にラップが破れない程度に引っ張り，両端を重ね合わせる（図3c，d）。合わせ目がプローブコード辺りとして，バンドなどで図1aのように装着するとよい。

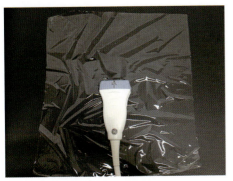
a 必要分の2倍のラップを切る

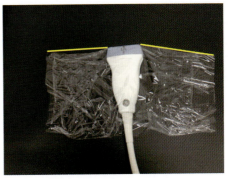
b ラップを中央から折り曲げて
プローブに被せる

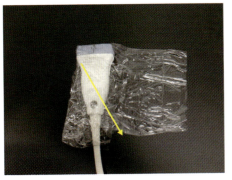
c 片方の折り目から斜め下に引っ張る

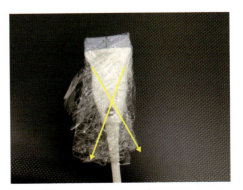
d 手順cと同様に反対側の折り目から
斜め下に引っ張って包む

図3 プローブコード周辺でカバー（ラップ類）をバンドで止める方法

木船和弥

2 短軸法（1人法）

　エコーガイド下穿刺の短軸法とは，穿刺が困難なバスキュラーアクセスや誤穿刺してはならない動脈や神経などが近い位置関係にある場合に，その距離や方向の把握に優れた短軸像により，穿刺針の針先を対象とする血管まで確実で安全に誘導するための方法である。

　短軸法を正しく理解し，イメージどおりに実践できようになると，さらに困難な穿刺に活用される長軸法の利点も取り混ぜたミックス法の習得につながる。

　図4は，以後のエコーガイド下穿刺手技の手順と解説に使用する血管モデルケースで，血管の走行を指で触察することが難しくなる具体例である。

　血管が深めで細い場合は，血管走行がわかりにくくなることで，穿刺針が血管を穿破する感覚が頼りになり，後壁や側壁を貫く穿刺失敗が多くなる。穿刺者の経験や技術力を問われるのが，血管を皮膚上から触察したときの情報量（壁の厚さ，血管径の大小や深さ，走行など）と，その情報を穿刺という行為で処理できる能力になる。その能力の要となるのが，針先が前壁を穿破したときの感覚の鋭さで，穿破を感じたらすぐに穿刺角度を浅くしなければならない。

　この血管モデルケースでは，針の刺入角度30°で穿刺し，針先が血管の前壁を穿破してから

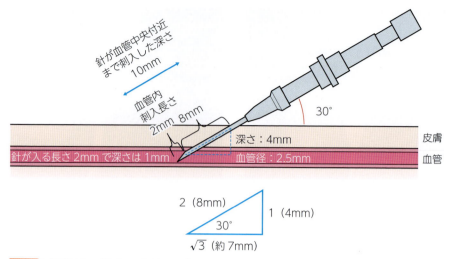

図4 短軸法の基本：血管モデルケース
針が血管を穿破してからさらに2mm進めると，深さが＋1mmとなる。それ以上，同じ角度で針を進めると後壁に内筒が刺さり，血管の中で血腫になりやすくなる。

5mm以上進めなければならない。それは，穿刺針の内筒（金属針）先端と外筒（プラスチックカニューラ）先端との長さのずれはおよそ5mmであり，血管内に外筒を留置するためである。しかし，針先の穿破する感覚が頼りになる今回のケースでは，刺入角度を浅くすることなく5mm以上血管内に針を進めてしまうと，後壁や側壁に針が刺さることが予測され，エコーガイド下穿刺を行う必要がある。

短軸でのエコーガイド下穿刺手技の基本手順を3つの工程に分けて解説した後，現場で実践する際に役立つ方法を詳説する。

■ 短軸法の穿刺手技（穿刺前の準備手順）

 プローブと血管走行が直交し，穿刺針の進む方向と血管走行を合わせる。

1. 短軸像で動脈や神経走行を確認した後，それらを誤穿刺することなのない穿刺針の刺入位置を決める。
2. 図5①のように，血管とプローブの向きを直交するように短軸像で正円として描出する。直交することで，プローブに対して直角に針の向きを整えれば，血管走行どおりに針が刺入されることになる。しかし，図5②のようにプローブが血管に対して斜めになると，正円を横に長くした楕円で描出される。この状況が理解できないと，楕円での誤った描出が血管走行を虚像（図5②の薄いピンク色部分）として作り上げてしまう。結果として，針が血管の側壁を貫くなどの穿刺失敗につながる。そうならないために，血管の中央をプローブ（赤矢印）の中心にして左右に動かし，正円またはそれに最も近い位置でプローブを止める。

3. 血管と穿刺針が進む方向と血管走行をさらに正確に合わせるために，正円で描出した短軸像を図6①〜②のように，プローブを前後に扇状に振るswing走査を繰り返し行う。その際，①のプローブを傾けたときに，エコー画像の短軸像が左右にぶれて移動することがないよう，必ず中央に描出されるまでプローブの向きを整えながら継続して行う。図6①のように血管の先をみるようにプローブを傾けると，傾きどおりに超音波ビームが血管を斜めに横切るように送受信されることで，画像は正円ではなく縦長に描出される。

4. 短軸像で把握した血管走行に従って，図6③〜④のようにプローブの傾け具合を一定に，血管走行に対して並行な動きとなるsweep走査を行って，③と④の位置でのエコー画像の短軸像が左右にずれることがないように常に中央に描出され，最終的に血管走行とプローブが直交することを確認する。

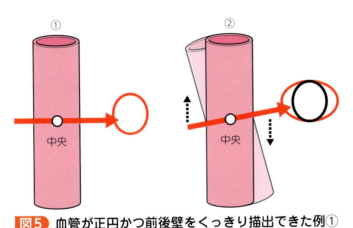

図5 血管が正円かつ前後壁をくっきり描出できた例①とできなかった例②

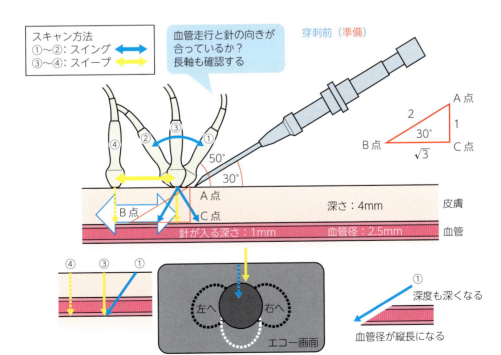

図6 エコーガイド下穿刺短軸法の基本（穿刺前の準備）

■ 短軸法の穿刺手技（穿刺針刺入開始から血管直上まで）

> **Point!** 針先を進める前に，プローブを血管走行に沿ってsweep走査する。

1. 図7のように，プローブの向きを針に対して垂直に近い角度を保てると，エコー画像の内筒（金属針）の先はエコー輝度が周辺組織のなかで一番高くなり，白い点に見える。白い点からエコー画像の下側（深い位置）の組織は，針が硬い金属であるためエコービームが届かず，細長い影のような黒い線として現れる。これは，アコースティックシャドーと称され，針先が血管の横幅のどの位置にあるかを特定できるサインになり，中央付近に現れるように針先をコントロールする。
2. 図8のように，プローブを針が進む方向の先にsweep走査を行ってずらし，白い点（針の先のエコー画像）が見えなくなる部位で止める。このときのプローブ位置は，図6の三角形のB点を描出する②のプローブ位置になる。

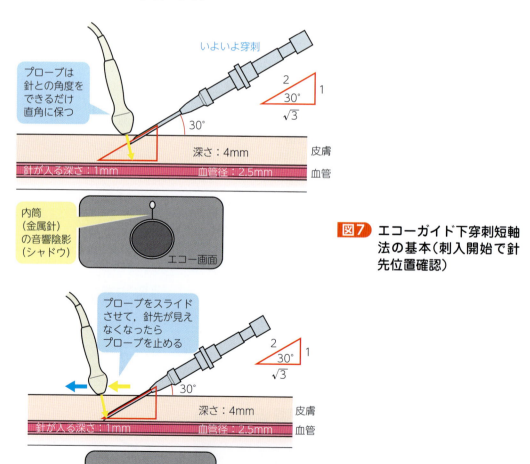

図7 エコーガイド下穿刺短軸法の基本（刺入開始で針先位置確認）

図8 エコーガイド下穿刺短軸法の基本（針先位置を誘導）

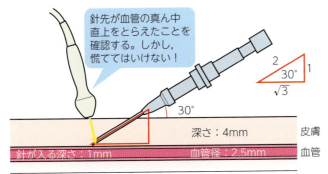

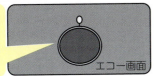

図9 エコーガイド下穿刺短軸法の基本（血管直上に針先）

3. 図4のように，針を血管直上で止まる長さ（約8mm）分だけ刺入して，エコー画像上で白っぽい点が血管の直上にあることを確認する（図9）。

■ 短軸法の穿刺手技（穿刺針血管穿破〜終了）

> **Point!**
> 内筒を抜く前に針先が血管壁（内中膜）に当たっていないか確認する。

1. プローブをわずかに針が進む方向にsweep走査を行ってずらした後，針が血管を穿破した感覚と同時に針先が血管内に刺入されたことを確認する。
2. 外筒を留置させるため，血管内を5mm以上針が進む必要があるので，プローブを血管走行に沿ってsweep走査を行い，血管の深度や走行にずれがないことを確認してから針を刺入し，外筒が血管内に入った位置から針の刺入角度を浅くしながら（針をねかせて）進めていく（図10）。
3. 内筒（金属針）を抜く前に，針先が血管壁（内中膜）に引っかかっていないことを確認する目的で針先をゆっくりと左右上下に動かし，血管内で針先が自由に動くことを確認する。針先が血管壁に引っかかっている場合は，針を動かした方向に血管壁だけでなく血管全体も動くため，エコー画像をよく観察しながら実施する。最後に外筒を血管内に押し込んで全工程が終了となる（図10）。

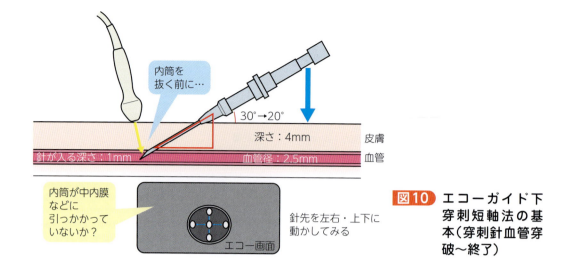

図10 エコーガイド下穿刺短軸法の基本(穿刺針血管穿破～終了)

■ 現場で実践する際に役立つ方法

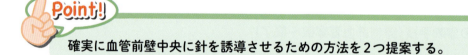

確実に血管前壁中央に針を誘導させるための方法を2つ提案する。

　血管の前壁中央に穿刺針を誘導することができないと，針が血管側壁の内中膜内に迷入する穿刺失敗や血腫形成などのトラブルがエコーガイド下での穿刺でも起こりうる。血管の前壁中央に穿刺針を確実に誘導すれば，ほぼ失敗はないといっても過言ではない。以後は，穿刺失敗をゼロにする工夫の実践編として，プローブの向きと血管走行の最終確認方法，皮膚ペンによるマーキング活用法を紹介する。エコーガイド下穿刺に不安がある場合は，これらを参考に実践するとよい。

1．プローブの向きと血管走行の最終確認方法
　穿刺部位となるプローブの横幅(長軸)分の範囲で，プローブを前後にスライドさせながら，短軸法により画像の中央付近に対象血管を常に映し出すようにする。この方法のポイントは，エコー画像の中央(図11上)に血管を描出することである。次に，プローブ(短軸)を穿刺方向に動かしたときに，対象血管がエコー画像の左側に動いたらプローブも左に回転(右の場合も同様)させる。その走査を繰り返すことで，プローブの向きと血管走行を直角にする。あとは，穿刺針をプローブに対して直角に保持して，エコー画像を見ながら徐々に刺入していくだけである。

2．穿刺ガイド目的の皮膚ペンによるマーキング活用法
　皮膚ペンと時間(数分間)があれば可能な方法を紹介する。あらかじめ，穿刺位置から針が進む方向の血管走行をマーキングすることで，実際のプローブ走査と穿刺針の方向をイメージすることができる。また，図12のように針先の位置がA点(皮膚刺入位置)からB点(血管刺入位置)に移動する際のプローブ中央位置と血管の位置を再確認ができる。注意点として，対象とする血管走行が浅い場合は，穿刺時を再現して皮膚を引っ張りながら行う必要がある。なぜなら，浅い位

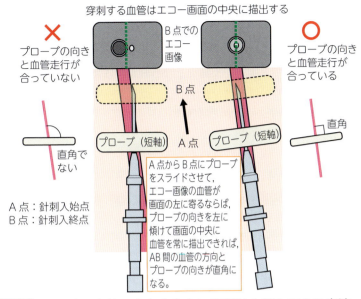

図11 短軸法で血管の真ん中直上に穿刺針を刺入できる方法

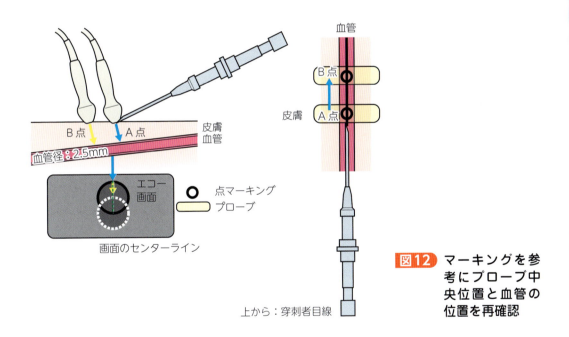

図12 マーキングを参考にプローブ中央位置と血管の位置を再確認

置を走行する血管は皮膚を引っ張ることで，横（左右）方向に細い血管1本分（2mmくらい）以上のずれが生じることがある．エコーガイド下での穿刺は，血管走行のほとんどが深いケースを対象とするため，皮膚を引っ張ることでの血管走行の横ずれは少なく，仮にずれたとしても血管をエコーで確認し，プローブを正しい位置に補正できる．事前に血管走行をマーキングするこのケースは，経験が少ない場合や浅い走行でも血管走行がわかりにくい蛇行部位など，成功率が低いと考えられた場合にも活用してもらうことを想定している．

(血管走行が浅い位置からの穿刺) 皮膚を引っ張りながらのマーキング手順 (図13)

①エコー画面中央 (センターライン※) に，対象血管の前壁中央を重ねて (短軸像) 描出させる。プローブは利き手と逆の手で持つこと。
②皮膚ペンを普段どおりに持ち，薬指で皮膚を上から軽く押さえて手前に皮膚を引っ張り，そのままプローブの中央位置にめがけてペンを下ろし，点でマーキングする (図13a)。
③針が進む方向にプローブを約3〜5mm程度移動し，手順①と②を4〜5回反復 (20mm程度の長さ) し，点線を作成する (図13b)。
④皮膚ペンで点線を実線にし，線の上に重ねるようにプローブを置き，長軸像全体 (両端含む) が描出できていることを確認し終了する。
※センターライン：画面中央の縦 (深度) 方向に，数mm間隔で配置される点で，プローブ中央とエコー画面中央が一致していることを確認できる (エコー機種によりさまざま)。

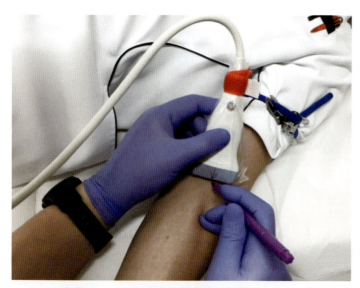

a 皮膚ペンによる血管前壁中央の位置マーキング法

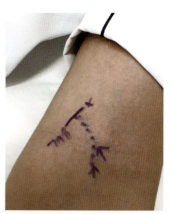

b 点線のマーキング

図13 皮膚ペンによる血管前壁中央の位置マーキング法

1人でエコーガイド下穿刺をする場合の皮膚引っ張り方法

深さが浅い部分にある血管にエコーガイド下穿刺を1人で行う場合は，自分もしくは他スタッフに依頼して皮膚を引っ張りながらの穿刺が必要である。当院では，図14のように，針を把持していない指を皮膚の上から押しつけてから (図14a) 針を下ろして (図14b) 穿刺する。この方法であれば，皮膚を引っ張るという動作が強すぎることなく，自然と皮膚が引っ張られることを利用して穿刺することができる (図15)[4]。

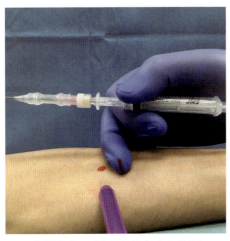
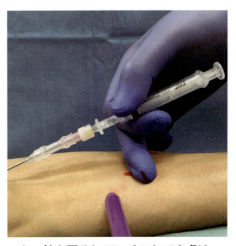

a 把持しない指で皮膚を上から下へ押さえつける

b 針を下ろしていくことで皮膚は自然と引っ張られる

図14 1人でエコーガイド下穿刺をする場合の皮膚引っ張り方法

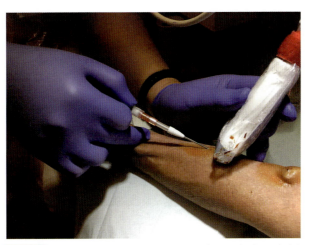

図15 自分で皮膚を引っ張りながらの実際の穿刺

●文献
1) 春口洋昭 編著：透析スタッフのためのバスキュラーアクセス超音波検査, p.43〜47, 医歯薬出版, 2017.
2) 春口洋昭 編著：透析スタッフのためのバスキュラーアクセス超音波検査, p.117〜118, 医歯薬出版, 2017.
3) 徳嶺譲芳ほか：超音波カイト下内頸静脈穿刺 琉球大学附属病院203症例での検討, 日臨麻会誌 Vol.28 No.3, p.439〜446, 2008.
4) 春口洋昭 編著：透析スタッフのためのバスキュラーアクセス超音波検査, p.116〜117, 医歯薬出版, 2017.

佐久間宏治

3 長軸法（2人法）

■ 長軸法（図1）

　長軸法とは，血管が縦切りになる方向にプローブを操作し画像を描出する方法である。血管の全体像を真っ直ぐに描出するため血管内外の穿刺針周辺の状況が，2次元ではあるが広範囲に把握可能である（図1a）。長軸法は，穿刺や針先修正での血管と穿刺針との全体的な位置関係のイメージ構築に有用な方法であるが，血管の中心に針が留置されているか否かの確認では短軸法が有用である（図1b）。

　エコーガイド下穿刺は，短軸法や長軸法，1人法や2人法と施設に応じ導入される手技はさまざまであると予想されるが，本項では長軸2人法について概説する。

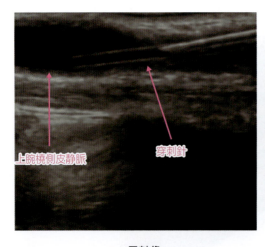
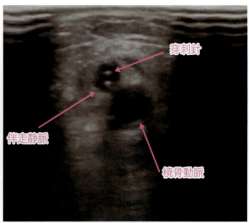

　　　　a　長軸像　　　　　　　　　　　　　　b　短軸像
図1 エコーガイド下穿刺（長軸像と短軸像）

■ 長軸2人法の特徴（図2）

　基本的にはプローブ操作者と穿刺者の2名により行われるため，プローブ操作者は血管と針の描出に専念し，穿刺者はブラインド穿刺同様，血管へ針を進める作業に専念することができる。そのため，穿刺困難な血管においても，ブラインド穿刺同様に穿刺が可能である。しかし，穿刺者は針が走査線からはずれないように運針できるまでに習熟を要し，プローブ操作者は血管の全体像の描出に習熟を要する。

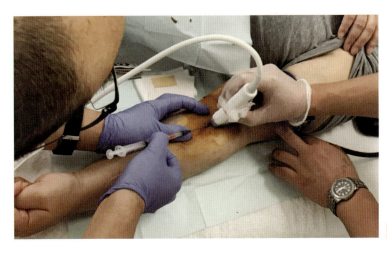

図2 長軸2人法の特徴

■ 長軸2人法の手技

① 必要物品の準備（図3）

- エコー画像診断装置（リニアプローブ：8MHz以上の高周波が望ましい）
- 手袋1枚（未滅菌）
- 輪ゴム，ハサミ

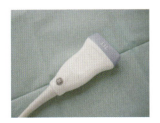

a　リニアプローブ

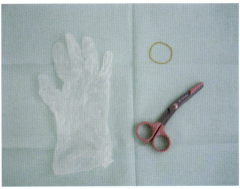

c　手袋，輪ゴム，ハサミ

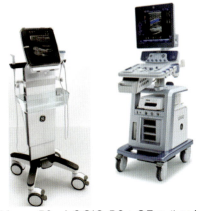

（Venue50, LOGIQ P6：GEヘルスケアジャパン）（許可を得て掲載）

b　超音波画像診断装置

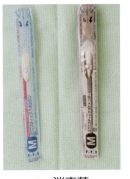

c　消毒薬

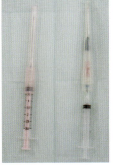

d　穿刺針

図3 必要物品

- 消毒薬(ポピヨドン®ヨードあるいはクロルヘキシジングルコン酸塩)
- シリンジ付き穿刺針(血液の逆流を確認するためシリンジ付きがよい)

② プローブの準備(図4)

- プローブの上にゼリー（ハードジェル）を乗せる(図4a)。
- ゼリーが崩れないように手袋を被せる(図4b)。
- プローブと手袋の間に空気が入り込まないよう，密閉して手袋を被せる(図4c)。
- 絞った手袋を輪ゴムで固定する(図4d)。
- 手袋の余分な部分をハサミで切り落とす(図4e)。
- 形状を整える(図4f)。

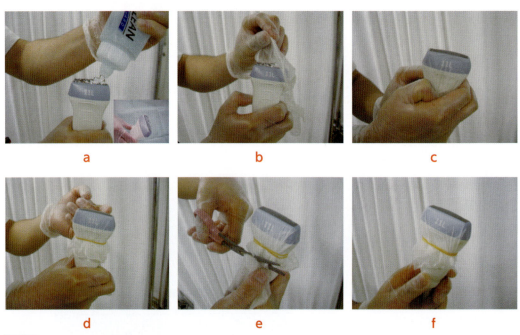

図4 プローブの準備

③ エコーガイド下穿刺(図5，6)

- 穿刺部位周辺を広範囲に消毒する。
- プローブの皮膚と接触する部位を消毒する。
- エコー画像の右側から穿刺針が出るようにプローブの方向を確認する。この際，プローブの手前を押し(図5c)，画面右側が動くことを確認する(図5d)。
- 針先がプローブに触れないように注意しながら，穿刺を開始する(図6a)。プローブ操作者は血管と穿刺針が画面に出るように注意し，穿刺者と息を合わせる(図6b)。
- 外套が血管内に入り逆血が確認できたら(図6c，d)，内套を少し引き戻しエコー画像を見ながら慎重に外套を進める。

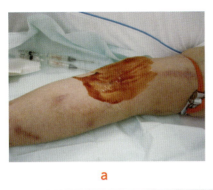
a

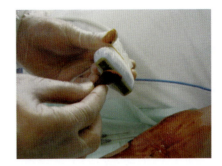
b

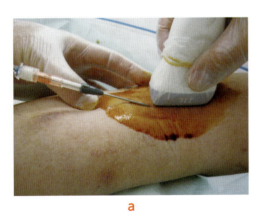
c　プローブ手前を押す

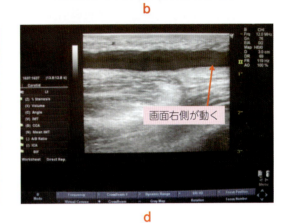
d　画面右側が動く

図5 エコーガイド下穿刺（長軸法2人法）手順-1

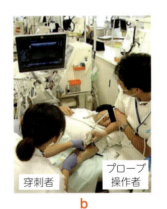
a

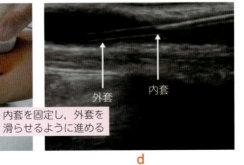
b　穿刺者　プローブ操作者

c　内套を固定し，外套を滑らせるように進める

d　外套　内套

図6 エコーガイド下穿刺（長軸法2人法）手順-2

> **Point!**
> 画面から穿刺針を見失った場合，無理に針を進めることは危険であり，短軸法にて針の位置を確認することが重要である。

エコーガイド下穿刺を行ううえでの注意点

　エコーガイド下穿刺に際し，穿刺血管の状態すなわち血管内腔の連続性，狭窄や閉塞また荒廃などの確認を行う。
　また，長軸法により針の進み方をイメージした穿刺のしやすい部位を決定し，止血のしやすさ，回路や針の固定のしやすさなどを考慮した穿刺部位の選定が重要である。

おわりに

　エコーガイド下穿刺は，VA穿刺困難症例に対する穿刺法としてますます活用されると予想される。しかし，エコーガイド下穿刺を安全確実に実施するためには「エコーガイド下穿刺の適応」や「手技」など施設事情にあった活用方法を整備することが必要であり，VAの長期使用に際して非常に重要である。

> **Point!**
> エコーガイド下穿刺は，「皮膚の下での穿刺針の動き」がエコー画像で確認できる。その動きをしっかりと記憶し，ブラインド穿刺に生かすことが重要となる。

●文献
1) 春口洋昭 編著：透析スタッフのためのバスキュラーアクセス超音波検査，p.106-110, 医歯薬出版, 2017.

木船和弥

④ 短軸法と長軸法のミックス

■ はじめに

・短軸法の利点：血管と針先の位置関係の把握に優れる。
・長軸法の利点：血管の全体像の把握に優れる。
・短軸法と長軸法それぞれの利点を理解し，穿刺者が場面に応じた使い分けをしながら行うのが短・長軸法ミックスによるエコーガイド下穿刺であり，必ずしも行うべき方法ではない。

■ 短軸法と長軸法をミックスするエコーガイド下穿刺をする基本的な流れ

①短軸法で血管前壁中央付近まで確実に針先を導く。
②長軸法に変更してから血管壁を穿破し，血管走行や血管内の構造物によりトラブルにならないよう，針が刺入する角度（上下左右）を修正しながら針を進める。
③針先が血管壁（内中膜）に引っかかっていないか短軸法で確認してから内筒を抜いて終了する。
補足１：①，②で動脈や神経を並走や交差する場合は，刺すことのないように針先を誘導する。
補足２：②の長軸法で針先がわからなくなった場合は，短軸法で位置を探索することもある。

■ 短軸法と長軸法をミックスで行うと良い理由とは

表1のように短軸法と長軸法をミックスで行うとよいケースが大きく分けて4つある。まずは，アクシデントとなる危険な穿刺に対する必要性について説明する。肘周辺は，動脈が上腕部の深部から浅部に移行していることから，誤って動脈を傷つけてしまう危険がある。穿刺する血管と動脈との横や深さ方向での位置関係によっては，交差（図1a）や並走（図1b）することがある。図1aのように，穿刺対象の血管後壁の一部を動脈が交差することで壁が盛り上がっており，針の刺入角度によっては容易に動脈を誤穿刺する危険が高まることがわかる。図1bは，針先が向かう方向に動脈の走行が急に深部から浅部に移行しており，後壁を貫いた場合は動脈を傷つけてしまう。この場合，短軸法だけで穿刺をすると慣れていないと後壁近くに針先が行ってしまう場合があり，危険が高まる。そこで，血管の全体像を把握しやすい長軸法に切り替えて穿刺をすれば血管走行と動脈の位置がよく観察できることから，短軸法よりも動脈を誤穿刺する危険が低くなる。

表1 短軸法と長軸法をミックスで行う場合の血管の特徴と理由

特　徴	理　由
動脈や神経が並走または交差	図1のように後壁を針先が突き抜けると動脈や神経がある場合（並走または交差）は，最も危険な位置で長軸法により確認しながら針先を進める[1]。
上行や下行する走行	針が進む方向が上向き（上行）か下向き（下行）となる血管走行は，針先の刺入角度が皮膚上と（血管）壁上では違いがある。刺入角度を血管走行にあった角度に調整する場合は，長軸法に変更したほうがイメージしやすい。図2のように血管外血腫により後壁が膨らみ，走行が急に変わることもある。
左右に曲がる走行	曲がるポイントまで短軸像で針先を誘導し，ストレートに近い走行になった位置から長軸像に切り替えて針先を進めることにより，短時間で穿刺が終わる。しかし，曲がり角を短軸法による運針（針先変更）すると，プローブの向きと針の向きを徐々に調整する場合に側壁に針先が行きやすい。
血管内に構造的がある	①後壁の不整 例えば上腕動脈表在化への穿刺などは，動脈特有の血管壁の厚さから，血管壁を針が穿破する際に，勢い余って後壁に針先がぶつかり，壁がささくれた状態になっている（図3a）ことがあり，短軸像（図3b）だけで針を進めると自然と針先がささくれた部位に迷入してしまい，脱血が悪い針先位置になる。針先を脱血のよい場所に留置するには，針先の動きと針が進む先の血管内腔を見渡すことが可能な長軸像に切り替える必要がある。 ②静脈弁の位置異常 例えば弁の石灰化やシャント血流量が落ちている場合は，壁側に倒れているはずの弁尖が血管内の中央付近に位置することにより，針先の進路を妨げることがある（図4）ため，弁尖を超えた位置で針先を留置する必要がある。この場合，弁の硬さにより，壁と弁の間に激しい渦巻き流が発生していることで硬くなった弁尖が開く（図4a）または閉じ気味（図4b）になるなどの動きが伴う場合がある。 ③壁在血栓 壁在血栓（図5b）はカラードプラで血流を確認後（図5a），血栓を避けながら針先を進める。血栓が全周でない場合は，壁在血栓の形状が一様ではないことが多いため，短軸法と長軸法を使い分けながら行うとトラブルになりにくい。 ④壁の剥離（図1aの後壁中央） 針先を進めるうえでは，①の壁不整や②の静脈弁と同様の扱いになる。

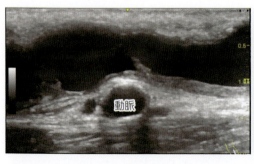
a

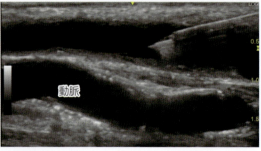
b

図1 穿刺する血管と交差（a）や並走（b）する動脈

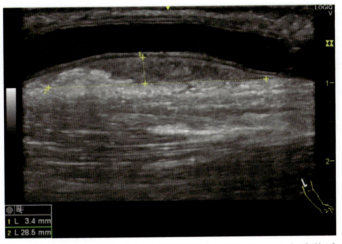

図2 血管外血腫により走行が変わってしまった上腕動脈表在化

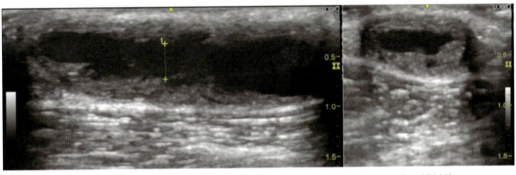

　　　　a　長軸像　　　　　　　　　　　　b　短軸像

図3 上腕動脈表在化の後壁の壁不整（ささくれ立つ壁の状態）

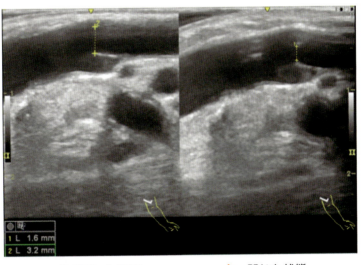

　　a　弁が開いた状態　　　　b　閉じた状態

図4 静脈弁の石灰化による狭窄

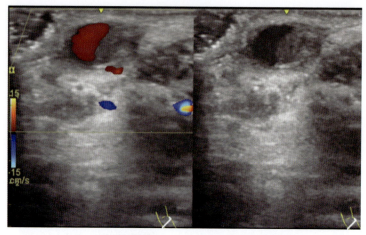

a　カラードプラ画像　　　　b　Bモード

図5　壁在血栓が血管の左半分を覆っている状態

■ 曲がる血管走行に沿って早く安全に針先を誘導する方法[2]

　穿刺針を進める途中で，血管が曲がっている部位を通過して針を留置しなくてはならない場合がある。その場合，図4のように血管の曲がり方に合わせて，主に長軸法を用いた針先誘導が必要となる。

①穿刺位置から短軸でのプローブ走査で血管が曲がる起点を探してマーキングする。

②短軸法で穿刺し，針をマーキング位置まで刺入して長軸に切り替える（図6①）。

③血管像の左端が欠けている場所が曲がり角であるため，先に血管のエコー画像の両端が欠けることなく描出させる（図6②）。つい針先を確認したくなるが，血管走行の曲がり具合を長軸像で把握するのが先決である。その後，針先はプローブの長軸と同じ方向に進めることに集中する。

④針がしっかり入ったことを短軸で確認後，内筒を抜いて終了となる。

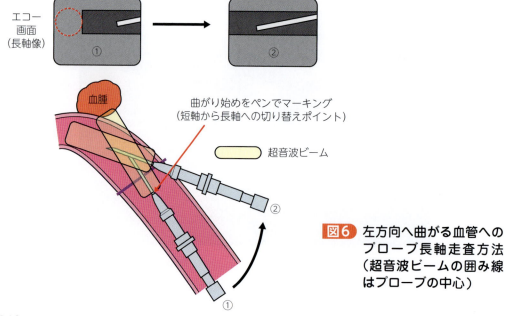

図6　左方向へ曲がる血管へのプローブ長軸走査方法（超音波ビームの囲み線はプローブの中心）

■ **短軸法と長軸法のミックスを実施するうえで習得すべきテクニック**

①短軸法と長軸法を素早く清潔に切り替える．

　蛇行がある血管走行や構造物を避けながらの穿刺ともなれば，短軸法から長軸法，また短軸法に戻して長軸法で終えることもある．プローブを素早く清潔に切り替える技術がなければならない．これは，「5章 穿刺のためのエコー画像調整と描出のコツ」(p.80)を参考にして欲しい．

②短軸法と長軸法の切り替えポイントを事前にポイントマップとして描く．

　事前に短軸法で血管走行のどの位置まで運針し，長軸法に切り替えるかをポイントで見つけ，その後は長軸法だけで行えるかを判断し，できないようなら再び短軸法に戻すポイントを探すなど，切り替えるポイントを事前にポイントマップとしてメモ用紙に記述してから穿刺に挑む．

●文献
1) 春口洋昭 編著：透析スタッフのためのバスキュラーアクセス超音波検査，第2章各論，V穿刺とエコー，3エコーガイド下穿刺　短軸法と長軸法のミックス，p.111-112, 医歯薬出版, 2017.
2) 春口洋昭 編著：透析スタッフのためのバスキュラーアクセス超音波検査，第2章各論，V穿刺とエコー，3エコーガイド下穿刺　短軸法と長軸法のミックス，p.112-113, 医歯薬出版, 2017.

10 VA肢の末梢神経をエコーで見る

木船和弥

はじめに

　エコーで比較的見やすい末梢神経とは，計測が可能になる太さの末梢神経であり，体表面に近い浅部を走行する部位になる。上肢・下肢については，
　上肢：正中神経，橈骨神経，尺骨神経（図1）
　下肢：腓骨神経，腓腹神経，脛骨神経
などがそれに該当する。本項では，神経は見えないと思って穿刺をしていた人に，エコーで神経を確認してから慎重に穿刺する必要性を理解してもらい，基本的な神経構造とエコーでの見え方を中心に解説する。

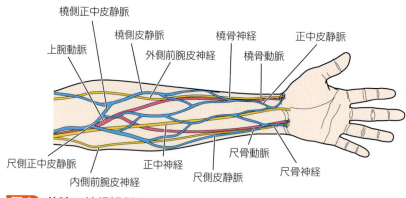

図1 前腕の神経解剖

1 上肢の末梢神経をエコーで見る必要性

　バスキュラーアクセス超音波検査の依頼で，穿刺時の痛みを主訴とするものは少ない。検査時に患者への問診により穿刺時のどうにも耐え難い疼痛やしびれを伴うピリピリした痛みがあることがわかり，形態的な評価を施行した結果，
　①穿刺失敗（穿刺時の血管拡張不良や穿刺針の刺入角度が合わないことなど）が理由と考えられ

る血管壁やその周囲組織の損傷所見
②穿刺部位と神経走行が穿刺時の痛みの部位と一致している所見

が得られた。血液検査時の採血や末梢静脈ルート確保時に見られる透析治療以外での末梢神経損傷の発生頻度は，6,300回の採血中1回の割合で発生しているという報告もある[1]。しかし，透析での穿刺時に針先が神経に触れるなどの神経損傷事例の実数は，全国的には把握されていないのが現状で，実態が把握できていない。その理由の1つに，神経はエコーで視認が可能であることを認識している人が少なく，超音波検査の依頼がないことが挙げられる。特に，肘周辺に穿刺する場合は，動・静脈走行はもとより神経も深部から浅部に移行する部位なので，誤って動脈や神経を損傷する危険が高くなる。例えば，肘正中皮静脈とその分枝になる尺側皮静脈は，返血ルートの血管として穿刺部位（図2a）に選択されるが，直下に正中神経や動脈走行が並走または交差する部位でもある（図2b）。

最近はエコーガイド下穿刺の普及により，透析室で使われる超音波診断装置に12MHz以上の高周波リニアプローブが使われ始めている。高周波リニアプローブであれば，神経用のプリセット（専用の条件設定）に変更せずともバスキュラーアクセス用のプリセットで神経は観察可能である。神経に集中してじっくりと観察する場合は，神経の観察に適した装置のプリセットを事前に

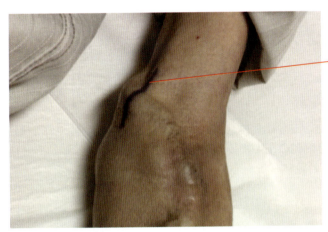

a　左腕標準内シャント（肘部写真）

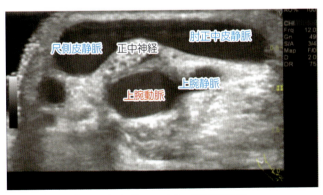

b　aの皮膚マーキングの短軸像

図2　肘での動脈と静脈，神経の交差

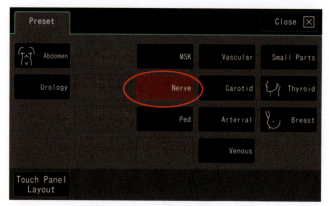

図3 末梢神経用エコーの条件設定（プリセット）の追加

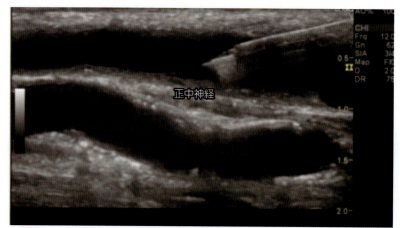

図4 エコーガイド下穿刺時の正中神経の位置確認（長軸像）

準備することをお勧めしたい（図3）。

　ここでは，条件設定の詳細内容はメーカーによって変わるので，ここでの説明は割愛する。私たちが行うバスキュラーアクセスへの日常的な超音波診断装置の用途は，主として血管観察であり，神経がどのように走行し，かつ解剖学上の特徴とエコーでの見え方を知らなければ，エコー画面に現れている神経走行に気付かないことになる。しかし，神経をエコーで観察することに慣れていても穿刺手技に集中するエコーガイド下穿刺において，プローブを10mm変更しただけで，穿刺対象血管のすぐ横や下に神経が隣接することがあり，ひやりとしたケースも少なくない（図4）。

　このように，血管走行に集中してプローブ走査をしていると神経走行を見落とすことがあり，解剖学的な神経走行を知ったうえで，注意深く観察しなければならない。

末梢神経のエコーでの見方

■ 末梢神経のエコー輝度

　図5aのように，末梢神経構造は複数の神経束がそれぞれ神経周膜で包まれ，さらに複数の神経束を覆う神経上膜で束ねられ，神経を栄養する微細血管も存在する[2]。左上腕動脈周辺の正中神経短軸像をBモードで描出すると図5bのように観察でき，末梢神経はぶどうの房や蜂の巣，レンコン断面と表現される。

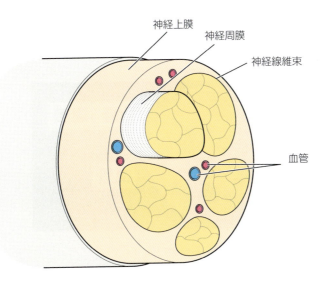

a　末梢神経構造

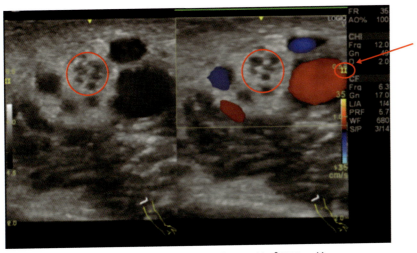

b　Bモード　　　c　カラードプラモード

図5　末梢神経構造（a）と左上腕の正中神経（短軸像画面：b，c）

表1はエコー輝度（低輝度・等輝度・高輝度）による神経各部の見え方の違いである。神経は，外側から高輝度の神経上膜があり，その内側に神経周膜に囲まれた神経束が低輝度で観察できる。神経周膜はエコー上では観察できない薄い膜であり，神経束と周囲との境界で高輝度に描出されている部分として認知する。微小血管はBモードでは観察が困難である（図6）。

表1 末梢神経各部のBモード（輝度）による違い

各 部	輝 度
神経上膜	高い（高輝度）
神経周膜	高い（高輝度）
神経束（神経繊維）	低い（低輝度）
微小血管	Bモードでの判別困難

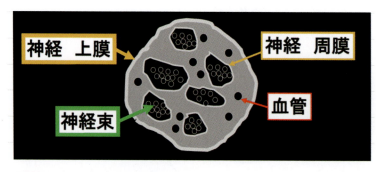

図6 図5の正中神経（短軸像）スケッチ

■ 末梢神経の記録と計測方法

記録・計測内容としては，穿刺対象となる血管との位置関係を短軸像と長軸像で特定し，写真やシェーマによるスケッチに残してスタッフ間で共有する。

計測を必要とする場合は，誤って穿刺する可能性が高い部位を短軸像で描出し，断面積（CSA：cross-sectional-area，単位mm^2）を神経上膜の最も内側となる部位をマニュアルにてトレースし計測する。なお，装置計測機能にCSA計測がない場合は，周囲長を代用して行う（図7a）。その後，長軸像で長径（FD：fascicle diameter，単位mm）を計測するが，上膜が明瞭に確認できない場合の方が多いので，計測誤差はあるものと仮定して大きめに計測し，誤って穿刺しない範囲を拡げておいたほうがよい。上膜がはっきりと確認できるようであれば，上膜の内側の輝度が外側より確認しやすいので，内側と内側の間を計測する（図7b）と誤差が少ない。図7bの左のFDは，神経上膜の内側と内側の間を計測し1.6mm，右のFDは神経上膜の外側と外側の間を計測し2.5mmであり，内側間と外側間で約1mm近くの差があるため，計測部位の明記が必要になる。

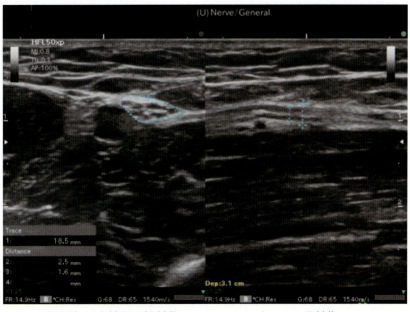

　　a　右上腕 正中神経の短軸像　　　　b　aの長軸像
図7 右上腕の正中神経（短軸一長軸像画面）
　a　神経の周囲長のトレース計測
　b　神経の長径計測

■ エコー描出方法における神経と血管の見分け方

　穿刺時に血管をエコーで観察するときに神経走行も一緒に画面に映し出されることが多く，血管と神経のエコー画面での違いを解説する。

　表2は末梢神経と末梢血管のエコーでの見分け方について，描出方法での違いやプローブの傾け方でまとめている。末梢神経は筋膜と筋膜の間を走行し，脂肪や筋肉の中を走行することはない。カラードプラで血管を観察すると血流方向と速さにより血管内は赤や青などのカラーが描出される。神経上膜の内側は微小血管が存在するが，全体的にカラードプラで血流が描出されることはない（図5b）。プローブで血管や神経を圧迫すると，静脈は虚脱するが動脈と神経は虚脱せず，同時に拍動も観察すると，動脈は拍動するが神経は拍動しない。

表2 末梢神経と末梢血管の見分け方（エコー上の描出方法の違い）

	末梢神経	末梢血管	
		動脈	静脈
カラードプラ描出	基本なし（全体的な描出なし）	あり	あり
圧迫による虚脱	なし（拍動なし）	なし（拍動あり）	あり
プローブの傾き	皮膚に垂直（推奨）	傾けることあり	傾けることあり

■ **神経描出におけるプローブ走査のコツ**

　プローブ走査におけるコツは，血管はカラードプラにて鑑別されるが，神経はBモード(brightness mode)で白っぽく見える部分と黒っぽく見える部分の輝度を頼りに描出して鑑別するので，プローブの傾け方次第で神経の描出に大きな違いがでる(図8)。観察すべき部位が浅く皮膚と並行して走行する部位を観察することが多いため，基本的には皮膚とプローブの角度は，おおむね垂直をキープすることで描出しやすくなる。

　図8aは右上腕の正中神経短軸像で，プローブを皮膚と垂直にした場合で正中神経がはっきりとわかる画像，それに対して，図8bはプローブを傾けて描出した場合で，神経全体が黒くなり低輝度で描出されている。なお，血管内の血流確認目的にカラードプラを使う場合は，プローブを傾けて描出することが多いため，神経を確認するための画像としては不良となりやすい。

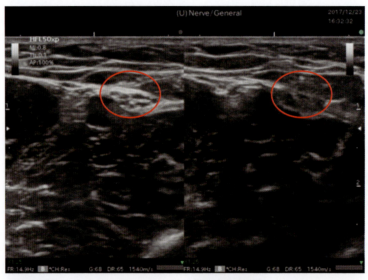

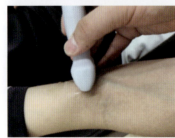
a　皮膚とプローブが垂直

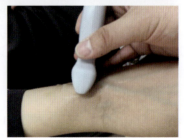
b　皮膚とプローブが傾けられている

図8 プローブの傾け方と(右上腕)正中神経の見え方の違い

■ 神経描出におけるエコー装置操作

　エコー装置操作で必須の基本調整は，ゲイン，フォーカスポイント，ダイナミックレンジの3つになる。

　調整で一番重要なのが装置の輝度を調整するゲイン（GN：gain）であり，装置上ではGNと表示される丸いダイヤルになる。GNが低いと全体的に暗い画像になり神経を見分けるのが困難になるので，暗いと感じたら少しずつゲインを上げて適正と思われる画像でいったん止めて観察する。しかし，体格的に痩せすぎ，または筋肉質の人の場合は，再度調整が必要な場合もある。GNの数値は，装置の条件設定により推奨できる値が異なるので，数値にはこだわらず前述の方法で調整するとよい。

　神経を見る場合は，ゲインで画面全体の輝度を調整するにとどめ，STS（sensitivity time control）のような深さ方向でのゲインを調整できる機能は，できるだけ一定で観察した方がよい。なぜなら，神経は血管や腱と見間違えるケースがあり（図9），エコー輝度を頼りに慎重に鑑別するため，かえって難しい判断になることがあるのと，再現性に対処するためである。

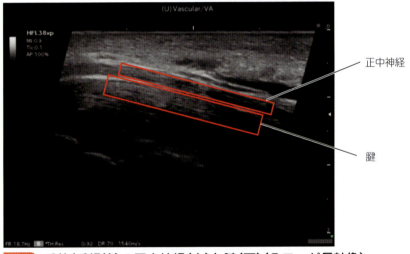

図9　手首（手根管）の正中神経（上）と腱（下）（Bモード長軸像）

> **Point！**
> 腱は神経より繊維が細かくプローブが垂直にあたれば神経より高輝度で描出される。また，対象となる腱（指）を動かすことでも判別できる。

　フォーカスポイントは，画面の右側の深度スケール近くに表示（図5）されているもので，神経のある深さとなる適正な位置にフォーカスを合わせると，その深さにメインとなるフォーカスが合うことで，くっきりとした画像が描出される。血管観察がメインでエコー装置を使用しているとフォーカスポイントを合わせる習慣がないので，観察したい深さと離れたところにフォーカス

ポイントが置き去りになっている場合がある。この場合、見たい深さの神経のフォーカスがぶれて少しぼやけた画像となり、神経を発見できなくなる。なお、神経かどうかで迷うケースで時間をかけて見る場合は、フォーカスポイントの数を増やすことをお勧めしたい。機種によるが、フォーカスポイントの複数設定（多段フォーカス機能）以上の全フォーカスポイント機能がある装置もあるので、使用する装置の機能を知って十分に活用して頂きたい。

　神経を見る場合は適正なダイナミックレンジの設定も必要になる。ダイナミックレンジは装置操作画面上にDR（dynamic range）と表示されているもので、おおよそ60〜70の範囲で調整されていれば問題はないが、DRが低いとシャープでギラつきが強く周囲の画像に比べてコントラストが効きすぎる画像になり、高いと周囲の画像との境界面がわかりにくいぼやけた画像になり注意が必要になる。神経の場合は、どちらかというと低めの設定の方が見やすい画像になる。

　前述したとおり、エコーの装置条件を事前に準備（神経用プリセット）すれば、細かな条件設定に悩むことなくプローブ走査に集中できる。しかし、エコーメーカーや機種により、プリセットの切り替え作業が一手間必要なことがあり、プローブ走査にも影響がある場合は、前述の装置条件設定と調整方法を参考にして欲しい。

穿刺時に注意すべき前腕神経走行

■ 外側前腕皮神経（図1）

　標準内シャントにおける穿刺部位は、橈側皮静脈となる場合が多い。その周辺には、筋皮神経の分枝である外側前腕皮神経がある。筋皮神経の支配筋肉は、
- 烏口腕筋
- 上腕二頭筋
- 上腕筋

であり、上腕と前腕の屈曲運動に関連し、神経損傷時におけるおおよその神経障害領域は前腕の橈骨周辺になる[3]。

　図10は右前腕の血管と神経、筋の短軸像[4]になり、図11は図10の橈側皮静脈と外側前腕皮神経をクローズアップした画像となる。外側前腕皮神経の走行は不安定な走行であり、橈側皮静脈から同じ距離を保って長く前腕を並走することはなく、血管に近寄ったり離れたり、血管の下を潜ったりと血管を主体で観察しながら神経の走行を同時に観察すると見失うこともある。なお、血管の上を走行することはほぼないので、血管の前壁中央に穿刺する場合は問題とならないが、血管走行が曲がった部位で血管の左右側から穿刺針を刺入する場合、患者が普段より穿刺時に強く痛がる場合には、エコーで神経を観察するとよい。

　外側前腕皮神経をエコーで特定できる検出頻度は、導入期や対側へのバスキュラーアクセスの再建術などのシャントが未発達な期間や深めの走行である場合は高く、神経だけ追うと12MHzくらいの高周波リニアプローブでも手関節付近まで追えるケースがある。シャントが発達して血管径が大きくなり、皮膚上からくっきりと血管が確認できる場合は、橈側皮静脈走行付近は検出が困難となる。血管の発達とともに、血管に隣接していた神経部分の上膜形状や走行にも変化があると推測され、血管の後壁を針が貫くことがなければ神経損傷は起こりにくいと思われる。

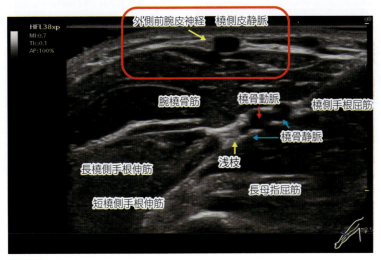

図10 右前腕の血管と神経，筋のエコー短軸像

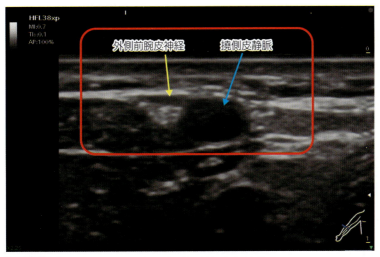

図11 図10の橈側皮静脈と外側前腕皮神経

■ 橈骨神経浅枝

　手首付近の標準内シャントは，橈側皮静脈と橈骨動脈との吻合であるが，この部位のシャント手術後に，手背の母指付近の痺れを患者から訴えられるケースはないだろうか。橈骨神経の浅枝の神経損傷時におけるおおよその神経障害領域と一致する部位である。

　脱血が悪い場合，やむなく吻合部に近い部位への穿刺を指示される場合がある。その場合，橈側皮静脈が橈骨と近接する部位（手首近辺）では，橈骨神経浅枝が橈側皮静脈の下を潜るように走行する部位があることを理解しておく必要がある。

　この部位で，神経走行が超音波診断装置で見つけられない場合，とっておきのテクニックがあ

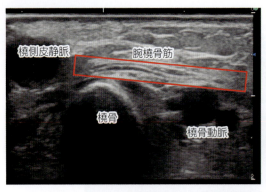 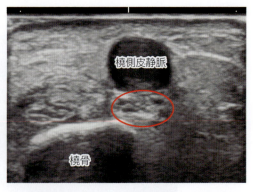

a 右前腕内シャント(橈骨遠位) 橈骨神経浅枝の長軸像　　b 右前腕内シャント(橈骨遠位) 橈骨神経浅枝の短軸像(橈側皮静脈を音響窓として描出)

図12 わかりにくい神経は血管を音響窓として利用

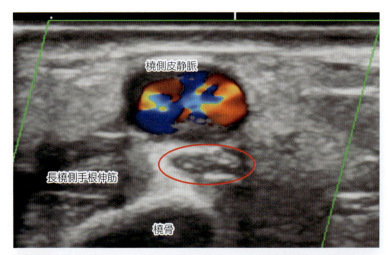

図13 右前腕内シャント(橈骨遠位)橈骨神経浅枝の短軸像(カラードプラでの描出，橈側皮静脈を音響窓として描出)

る．それは，穿刺対象となる橈側皮静脈を音響窓(acoustic window)にして神経を見る方法である．音響窓とは，腹部エコーで解説すると，描出が難しい膵臓を見る場合，内部が比較的均等でエコーをよく通す肝臓を経由して見ると，途中に遮るものがないので膵臓をよく描出できることである[5]．この肝臓の代わりとなるのが，エコーをよく通す血液が流れる橈側皮静脈で音響窓になる．この音響窓は，橈骨と橈側皮静脈が直線で並んで，両者が狭まる位置を見つけることができればベストな位置となる(図12b)．また，橈骨神経浅枝を図12aのように長軸で描出すると，橈骨動脈と離れて腕橈骨筋の下層を通過して皮下組織に至る[6]部分を確認後にカラードプラで描出し，カラーが乗らないことを確認すればよい(図13)．いずれにせよ，この部位の穿刺は避けるべきであるが，どうしても穿刺しなければならないときは，超音波診断装置でよく観察してから神経を損傷しないように細心の注意を払って欲しい．

●文献

1) Newman BH, Waxman DA: Blood donation-related neurologic needle injury: evaluation of 2 years-worth of data from a large blood center. Transfusion, 36(3): 213-215, 1996.
2) 仲西康顕, ほか: I章 伝達麻酔を行う前に 末梢神経構造と筋膜の構造. うまくいく！超音波でさがす末梢神経100％効く四肢伝達麻酔のために, p.13-15, メジカルビュー社, 2015.
3) 幸原伸夫: 筋皮神経. 末梢神経と筋のみかた. 原著 第5版日本語版, p.12-13, 診断と治療社, 2016.
4) 仲西康顕, ほか: II章 上肢-筋皮神経. うまくいく！超音波でさがす末梢神経100％効く四肢伝達麻酔のために, p.110-111, メジカルビュー社, 2015.
5) 東　義孝：いまさら聞けない腹部エコーの基礎, 4章 膵臓-膵臓描出の向上, p.149, 学研メディカル秀潤社, 2003.
6) 仲西康顕, ほか：うまくいく！　超音波でさがす末梢神経100％効く四肢伝達麻酔のために, II章 上肢-橈骨神経, p.97, メジカルビュー社, 2015.

11 看護師による ポータブルエコーの活用

奥田美知子

1 ポータブルエコーを導入する際の体制づくり

■ 高い関心を集めるエコー技術

　近年，看護師を対象としたエコーについての研修会が盛況である．2017年に盛岡で開催された「第20回 日本腎不全看護学会」においても，エコーガイド下穿刺をテーマにしたセミナーが人気を博すなど，看護師のなかでエコーに対する関心は高まっている．

　実際，看護師・准看護師は医療行為としてのエコー検査が法的に認められており，2017年現在，医師，臨床検査技師，診療放射線技師（2012年〜）とともに，看護師・准看護師は透析室でエコーを操作することが許されている職種である．

　視診・触診・聴診といった理学所見を正確にとるだけでなく，画像による評価をそこに加えることで，穿刺やVA（vascular access）トラブルの早期発見と対応に役立つことに疑いの余地はない．

　エコー検査には，解剖学・生理学的な知識やエコー機器操作の習熟が必要となるが，「習うより慣れろ」で，まずはプローブを手に，血管を描出できるようになることが大切である．

　ここでは，筆者が勤務するクリニックの透析室とCKD（chronic kidney disease：慢性腎疾患）外来で，ポータブルエコーを導入した際の体制づくりをもとに，看護師がエコー技術を学ぶことの意義を考えてみたい．

■ 当院での取り組み

　当院では，2014年12月，透析室にポータブルエコーが1台導入され，はじめに臨床工学技士によるエコーガイド下穿刺が始まった。

　それと同時に，VAトラブル時にポータブルエコーを用いて，すみやかに透析室のスタッフが対応できるよう，以下のようなフローチャートも作成された（図1）[1]。

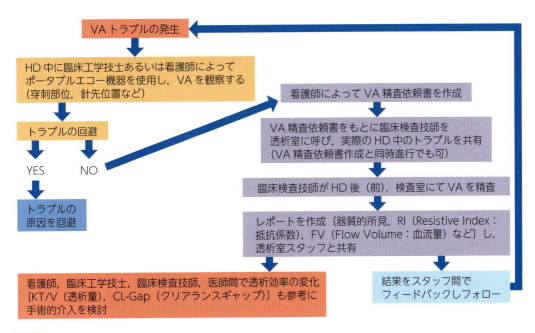

図1 VAトラブル時のフローチャート

　VAトラブル発生時には，看護師や臨床工学技士がポータブルエコーを用いて透析室において即座にVAを観察したうえで，臨床検査技師に精査を依頼し，医師とともに対応を検討するという流れである。

　次に，「臨床工学技士と同じように，患者の近くにいる看護師がエコーガイド下穿刺と透析中のトラブル対応にエコーを用いることで，よりVA管理に習熟していくことが，患者にとって大きなメリットになる」という医師の考えのもと，2015年12月より看護師にもエコーガイド下穿刺の技術を習得する機会が与えられた。

　当院でのエコーガイド下穿刺の研修は3段階に分かれている。
　①臨床工学技士による座学
　②疑似血管を用いたエコーガイド下穿刺の練習
　③熟練スタッフの指導を受けながら，実際の患者に対してエコーガイド下穿刺の実施
　の3段階である。

エコーに慣れるまでは，準備や穿刺で1人当たり約10分程度を要する。エコーガイド下穿刺を行う看護師も7～9人の患者を受け持っており，独り立ちするまでは，穿刺を見守るスタッフのほか，フォローに入るスタッフも必要となる（図2）。

　そして，医師が十分に技術を習得できていると判断した看護師に対しては，修了証書が与えられ，晴れてエコーガイド下穿刺において独り立ちということになる。

　このように，看護師がエコーガイド下穿刺を習得できるための環境づくりを医師や看護師長，臨床工学技士長が整えており，現場レベルでもスタッフ同士助け合う態勢が整っていることが大変重要な点である。

　1つのクール（およそ患者50～80人）でスタッフ1人当たり3～4人程度穿刺するが，穿刺困難患者については2台のポータブルエコーを活用している。図3は，当院の透析室で，どの職種がどのような目的でポータブルエコーを用いたかを1週間調査した結果を示している。

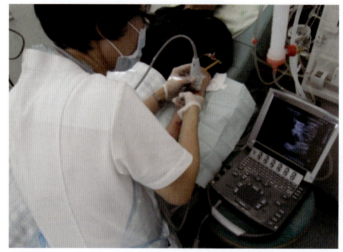

図2 透析室でのエコーガイド下穿刺の実際

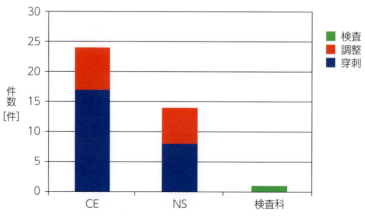

図3 職種別使用件数（2017年7月3日～7月8日）

それによると，看護師による使用件数はおよそ35％で，エコーガイド下穿刺を学んだスタッフが徐々に増えていることを考えると，看護師によるポータブルエコー使用件数は今後拡大していくことが予測される。また，現在では医師による穿刺は，動脈直接穿刺やAVF（arteriovenous fistula：動静脈瘻）造設後の初穿刺のなかでも，特に難しいと考えられるケースに限られている。

① 習うより慣れろ

Point!
"片付け"から慣れる。

　新しい医療機器の操作を学ぶとき，どこから始めるとより習得がスムーズであろうか。私はいつも"片付け方"から覚えるようにしている。

　ポータブルエコー導入時，当時の臨床工学技士長の穿刺の様子をよく見学させてもらった。面倒見のよい人で，エコー画像の見方について熱心に説明してもらった。

　ゲインや深度の調整も，そばで見ているうちに自然に覚えることができた。しかし，一番はじめに1人でできるようになったのは，"エコーの片付け"である。電源の切り方やプローブの保護の仕方などを指導してもらい，エコーを適切に片付けることから慣れていった。感染管理の点からいえば，院内での水平感染を防ぐために，プローブの消毒方法を学ぶことも大変重要なことといえる。

　決して安価ではない精密機器を正しく片付けることができると，自分でも安心して使うことができる。また，信頼を寄せられるスタッフが日々行う仕事ぶりについては，後片付けが美しいと感じることが多い。

　エコーに関心はあるが，どこから手をつけたらよいのかわからないと感じている方に，1つの方法として"まずは片付けから"ということを提案したい。

② ポータブルエコーに慣れてから活用するまで

■ 看護師が行うエコーによる機能評価

　エコーガイド下穿刺を行うことによってエコーを習得していった看護師がいる一方で，当院にはエコーを用いたVAの機能評価を行うことによって，エコーを習得していった看護師もいる。

　その看護師は，PTA（percutaneous transluminal angioplasty：経皮的血管形成術）やAVF設置といった手術の直接介助に入っており，VAについての知識が豊富であった。医師の指導の下，PTA前後やAVF設置前後のVAエコーを行い，FVやRIなどを測定するなかでエコー技術を習得していった。

　透析室においても，脱血不良や静脈圧の上昇に対し，エコーを用いてすみやかに針先調整を行うことで，医師の指示する血流量を維持し，透析効率を確保することに貢献している。

　プローブで血管を描出することに慣れているため，エコーガイド下穿刺についても問題なく行え

ている。

■ 看護師の私がエコーをどのように学んだか

　筆者自身の経験を述べると，透析室での勤務9年目だった2015年に臨床工学技士による研修を受け，エコーガイド下穿刺も行っていたが，習熟にはほど遠く，自信をもって実施できているとはいえない状況だった。

　どうすればエコーガイド下穿刺が上手くできるのか試行錯誤していたなか，2017年5月からCKD外来と透析室を兼務することになった。そして，CKD外来に通院していた患者がAVF設置となった際には手術室で間接介助に入ったり，維持透析患者のPTAの間接介助に入ったりするようになると，術前後でエコーを用いた機能評価を学ぶ機会を得た。実際の患者を前に医師や臨床検査技師，先に習得した看護師などから，具体的なアドバイスを受けることができるのである。

　学会のハンズオンセミナーや実践書なども参考にしながら自己学習にも努めた。やはり，手術中に患者の血管を見たり，実際の患者を前に指導を受けながらエコーによる機能評価を行ったりするという経験を積み重ねることができたことが，筆者にとっては大きな糧となった。

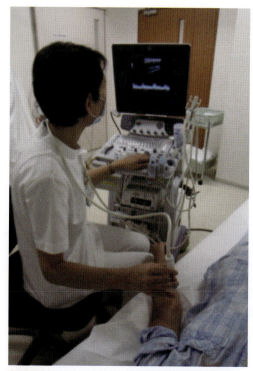

図4 エコーを用いた機能評価の実際

当院でVA設置術を行う際には，介助に入らないときでも，できる限り見学し，VAの術式について学習するようにしている。

解剖学的な理解が進み，エコーで血管を描出することに慣れてくると，徐々にエコーガイド下穿刺も実施できるようになっていった。

■ 看護師がエコーを使用する意義

エコーガイド下穿刺は，直接的には看護とはいえず，業務が増えるだけだと考える人もいる。そして，新しい挑戦には失敗というリスクも伴う。

透析室で勤務する多くの看護師にとって，穿刺業務はただでさえ避けられない，そして精神的にも負担の大きな業務の1つである。そのうえ，「わざわざエコーを使って失敗したら・・・」といった心理的な理由で，エコーの使用に積極的になれない看護師もいるかもしれない。しかし，それ以上に，患者にとって穿刺は精神的にも身体的にも大きな苦痛をもたらす。

エコー自体は非侵襲的で，さらに穿刺の失敗を避けることができるため，患者への苦痛の緩和という大きなメリットのあるデバイスといえる。

また，看護師が穿刺を行っていない病院・施設もあるだろう。そのような環境であっても，やはり看護師がエコーを習熟することは重要であると筆者は考える。なぜなら，看護師はエコーの技術においては医師や臨床検査技師には及びもつかないが，透析室で常に患者の側にいるという強みをもっているからだ。つまり，看護師は日常的に視診・触診・聴診といった理学所見をとることができるだけでなく，透析中の警報に対応することで，VAトラブルの兆候を把握しやすい。そこにエコーを用いた客観的な評価を加えることで，タイムリーかつ正確なアセスメントを行うことができるのではないだろうか。

最後に，あくまで当院の事例だが，今後の課題を述べておきたい。

当院では，さらにポータブルエコーがさらに1台補充されることになっている。また，エコーガイド下穿刺に長けている看護師や，前述のようなエコーを用いた機能評価を十分理解している看護師が透析室にいることで，エコーを用いることがより身近になり，看護師によるエコーの指導が可能となる条件がそろってきたといえる。

今後は看護師によるエコー技術の指導を充実させ，視診・触診・聴診といった従来の観察法に加え，エコーを用いた客観的な情報を共有し，よりよいVA管理を行うチームを育成していくことが当面の目標となるであろう。

① 私,失敗したくないので

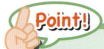

できないと思わないこと!!

「看護師は臨床工学技士より穿刺が下手だと思う? もしかして, やればできるかもよ」
　仕事に慣れてきたころ, 先輩看護師に言われて, 今でも印象に残っている言葉である.
「刺せないんじゃない, お前は失敗したくないだけ. 覚悟がないんだよ」
　穿刺する前に自分には無理そうだなと, なんとなく判断できるようになり, 穿刺ミスを避けるようになっていたころ, 前出の技士長に言われた言葉である.
「難しいから刺せなくてごめんね, なんて言われると, 見捨てられたような気がするんだ」
　これは, 「何度失敗してもよいから刺せるようになってほしい」と言ってくれた透析患者の言葉である.
　日本看護協会は2012年「継続教育の基準ver.2」を発表した. 継続教育の基本的な考え方は4つあるが, その第1に「すべての看護職は, 専門職として, 自らの責任において, 生涯にわたって自己の能力の開発・維持・向上に努める責務を持つ」とある[2]. 今日の看護師に求められているものは, 継続的な学習姿勢であるといえる.
　エコーを用いて, 皮膚表面からではわからない血管の深さと走行, 血管内腔の静脈弁の位置, 内膜の肥厚, 血流の有無などを把握できると, 一か八かで刺してみる, または同じような穿刺の失敗を繰り返す, といったことを回避できる.
「私, 失敗したくないので」－.
　そんな人ほど, 穿刺技術の向上にエコーを役立てて欲しい.

●文献
1) 村上康一, 岩井典子, 稲山えみ, ほか: バスキュラーアクセス管理への臨床検査技師の透析室での積極的な関わりのすすめ. 腎と透析　別冊アクセス2017, p.208-209, 2017.
2) 日本腎不全看護学会 編: 腎不全看護 第5版, p.381, 医学書院, 2016.

12 穿刺針について

高橋良光

穿刺針の形状

穿刺時の観察ポイントとして，血管の走行，血管の深さ，血管の内腔，血管の弾力性をよく観察することが重要である。医療スタッフは，患者の血管径や設定血流量に応じて使用する針の太さを考慮するほか，スタッフの針刺し事故を防ぐために安全機能付の針を選択するなどして，患者とスタッフ両者にとって最良の穿刺針を選択すべきである。

治療に適した穿刺針を選択するためには，穿刺針の特徴を正しく知ることが大切である。新人スタッフはもちろん，経験者でも新しい穿刺針を使用する場合，新しい機能だけでなく内筒針や外筒針の形状が以前使用していた針とどのように異なるのか細部を観察し，血管に与える影響を理解することが大切である。特に針の先端は皮膚や血管に損傷を与え穿刺痕や止血に影響を与えるため，患者に合った穿刺針を選択することが患者のQOLの向上に繋がる。本項では，穿刺針の形状について解説する。

透析針の形状，内筒針と外筒針の構造を理解する。

透析用穿刺針の外観と構成

代表的な透析用穿刺針の外観を図1に示す。穿刺者は把持部を持ち，穿刺部を血管に挿入する。透析用穿刺針は内筒針と外筒針を組み合わせて構成され，それぞれを分離すると図2のように示される。よって，図1のクランプ部や回路接続部を持って穿刺すると内筒針が外筒針内に移動して穿刺できなくなるので注意が必要である。

図2aの内筒針は，外筒針を皮膚から血管壁へスムーズに挿入するための金属製の針で，血管

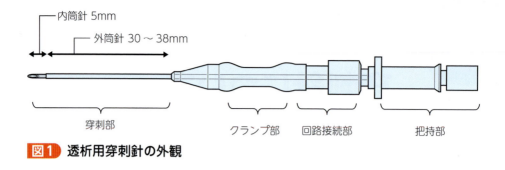

図1 透析用穿刺針の外観

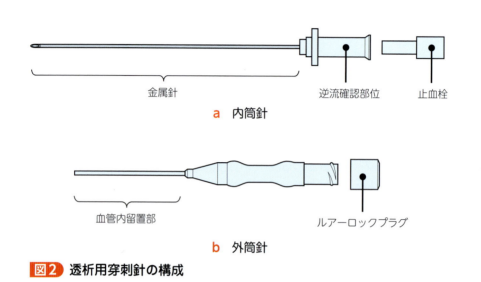

図2 透析用穿刺針の構成

内に到達すると針内部を血液が流れ逆流確認部位で血液を確認できる。その逆流を止める目的で止血栓がある。内筒針は，外筒針が血管内に留置されたら引き抜き廃棄する。

図2bの外筒針は，血管内留置部が治療中に患者の血管に留置される部分で，血管壁を傷つけずに血液を体内外に送るためのプラスチック製の針である。血液回路に接続する際には，クランプ部を指でつまむか鉗子でクランプしてルアーロックプラグをはずし，気泡を除去しながら血液回路と接続する。

透析用穿刺針は，針先端の形状の違い，血管内留置部の長さの違い，安全機能の有無など多様な穿刺針が開発されている。穿刺針に共通している部分は，内筒針と外筒針に分離できる構造にある。治療中はプラスチック製の外筒針のみ血管内に留置することで治療中の安全性が確保できる。金属針を血管内に留置した状態で使用するAVF針は，わが国ではほとんど使用されなくなったが諸外国では未だ多く使用されており，治療中の血管壁損傷のリスクが高い。

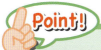

針先はランセット加工とバックカット加工の違いとそれらの穿刺痕を理解する。

■ ランセットとバックカットの違い

　内筒針の役割は外筒針を効果的に血管内に挿入することである。そのためには，最小限の傷で皮膚と血管壁を切開しながら挿入することが望ましい。内筒針のデザインの違いによって，患者の傷口に影響を与えることが知られている。内筒針の針先のベベル(傾斜)はランセットまたはバックカットとよばれる研磨法により加工される。

　図3はランセット加工による針先を示す。ベベルの前面のみ研磨されており，側面と後面は湾曲した形状である。

　図4はバックカット加工による針先を示す。ベベルの前面が研磨されているのはランセットと同じであるが，針先の後面が両側面からV字に研磨することによって針先がランセットより鋭く尖っている。

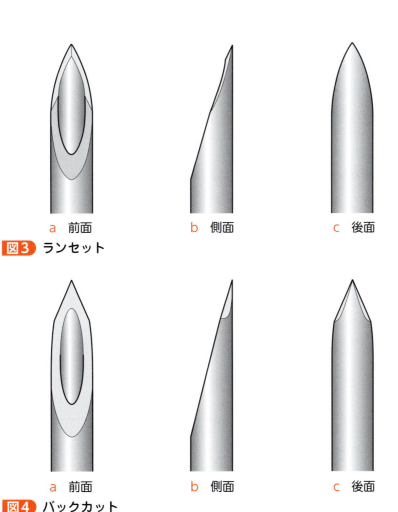

図3　ランセット
　a　前面　　b　側面　　c　後面

図4　バックカット
　a　前面　　b　側面　　c　後面

■ ランセットとバックカットの穿刺痕の違い

ランセットとバックカットによる穿刺痕の形状比較を図5に示す。ランセットによる穿刺痕は緩やかな曲線を，バックカットはV字型を描くように穿刺痕が残る。一般的にバックカットのほうが優れた切れ味を有している。そのために，針が血管壁を貫いた際の穿破感覚がわかりにくい[1]という報告もある。

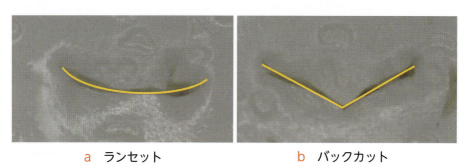

　　　　　a　ランセット　　　　　　　　　b　バックカット

図5 穿刺痕の形状比較

■ 安全面を考慮した針の特徴

穿刺後の内筒針は患者およびスタッフの安全を考慮し適切に処理されるべきである。リキャップをしない，ゴミ箱が満杯になる前に捨てるなど，さまざまな取り組みがなされているにもかかわらず，残念ながら針刺し事故はなくなっていないのが現状である。針刺し事故防止の一環として，穿刺の後に内筒針を抜き取ると自動的に針先をプラスチックで覆い隠す構造の針がある。図6は鋭利な針先の先端部分のみを覆い隠す針先保護カバー付きの穿刺針である。図6の上は内筒針と外筒針が一体となっている状態を示し，下は左が外筒針，右が内筒針を示す。図7はプラスチックで針先を覆うだけでなく，内筒針全体が覆い隠すため，血液に曝露された可能性のある部分に穿刺者が触れることはない。図7の上は内筒針と外筒針が一体となっている状態を示し，下は左が外筒針，右が内筒針を示す。

さらに，図6と図7の針は，いずれも逆流防止弁があるため血液回路が接続されないと血液が流れない。よって，緊急時に離脱が必要な場合，外筒針からの血液流出を防止することができるという点で安全性が高い。

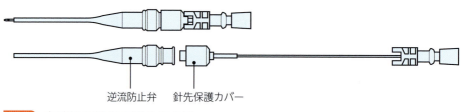

逆流防止弁　　針先保護カバー

図6 内筒針の針先を覆う安全針

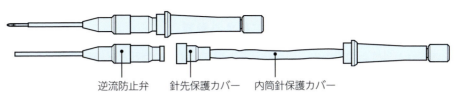

図7 内筒針全体を覆う安全針

逆流防止弁　針先保護カバー　内筒針保護カバー

② 穿刺針の抵抗

　透析室は，日常臨床で穿刺をする回数の多い部署の1つである。医療スタッフが患者に穿刺する際は，「穿刺針の形状」の項目で前述したさまざまな血管の観察ポイントだけでなく過去の穿刺状況を把握する必要がある。通常，穿刺針を血管内に押し進め血管内に針が入ったかどうかの判断は，穿刺者の指先の感覚と穿刺針把持部付近に流れてくる血液の確認により行う。

　穿刺針は，最初に内筒針が皮膚に穿刺孔を開け組織内を通過していく。そのあとに続いて外筒針が組織を押し広げていく。スムーズに穿刺針を先に進めるためには穿刺抵抗が小さいほうが理想的であり，抵抗が大きすぎると穿刺針を進める際に血管を押し潰してしまうことがある。内筒針が血管壁を通過する前に抵抗が少し大きくなり，血管内に到達すると抵抗が小さくなる感覚が得られる。そのまま穿刺針を押し進めていくと外筒針が血管壁を押し広げる際に抵抗が一気に高くなり，血管壁を通過すると小さくなる。このときの感覚が穿刺の成功に繋がる重要なポイントである。

> **Point!**
> 穿刺針のゲージ数が大きくなると外径は小さくなる。

■ 穿刺針の外径が穿刺抵抗に与える影響

　表1に穿刺針の外径と穿刺抵抗への影響について示す。ゲージ数が小さくなれば穿刺針は太くなるため抵抗は増大し，ゲージ数が大きくなれば穿刺針の径が細くなるため抵抗が小さくなる。

表1 穿刺針の外径と穿刺抵抗への影響

外径	穿刺抵抗
15G（1.9mm）	大
16G（1.7mm）	中
17G（1.5mm）	小

> **Point!**
> 内筒針と外筒針のわずかな段差を指先で感じるには針を柔らかく持つ。

■ 内筒針と外筒針の段差が穿刺抵抗に与える影響

表2に内筒針と外筒針の段差の違いが与える影響を示す。内筒針と外筒針の段差が大きくなると穿刺抵抗が大きくなる[2]ことがわかっている。一般的に穿刺抵抗は小さいほうが望まれるが，外筒針の段差が大きいことで外筒針が血管内に入ったことが感覚的にわかりやすくなる。その一方で，段差が小さいと穿刺抵抗が小さいため外筒針が血管内に入ったかどうかの感覚が指先に伝わりにくいため，穿通感覚がわかりにくいという特徴もある。

図8に内筒針と外筒針の段差の違いを示す。図8aは内筒針と外筒針の段差が0.2mmと最も大きい場合を示す。図8b，cはそれぞれ0.15mm，0.1mmとわずかな段差であるが，穿刺が上達すると感覚的にその違いがわかるようになる。そのためには針先を持つときは，できるだけ柔らかく持って穿刺に臨むことが大切である。

細い血管や脆い血管に対し穿刺する場合，せっかく内筒針が血管内に入ったとしても，わずかな段差が血管壁を押しつぶしてしまい失敗してしまうことがある。特に繊細な血管に穿刺する際は段差が小さい穿刺針を用いるべきである。

表2 内筒針と外筒針の段差の違いが与える影響

段差	穿刺抵抗	穿通感覚
大きい	大きい	わかりやすい
小さい	小さい	わかりにくい

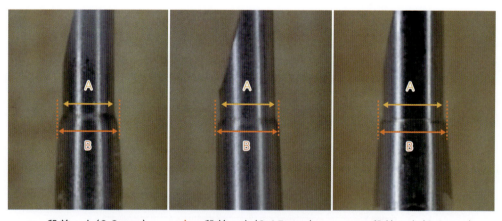

a 段差：大(0.2mm)　　b 段差：中(0.15mm)　　c 段差：小(0.1mm)

（　）内はB－Aの距離で，数値が少ないほど段差は少ない。

図8 内筒針と外筒針の段差の違い

■ 材質が穿刺抵抗に与える影響

穿刺針の材質は，形状ほど穿刺時の抵抗の影響が大きいわけではないが，穿刺抵抗に影響を与える因子の1つである。図9に内筒針と外筒針の材質を示す。内筒針の金属はステンレス鋼，外筒針の血管内留置部位はフッ素樹脂またはポリプロピレンが用いられており，潤滑剤としてシリコーン油が使用されている。

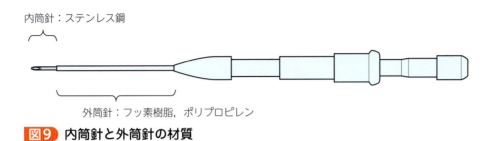

図9 内筒針と外筒針の材質

各種穿刺針の形状について，穿刺針は太さの違いや針先のカット面の違いとそのカット面の部位の違い，そして安全面を考慮した構造の違いなどさまざまな種類がある。穿刺抵抗について，太い穿刺針は抵抗が高いというだけでなく，外筒針の形状によって穿刺時の感覚が異なる場合がある。現在市販されている穿刺針は一長一短があり，医療スタッフは患者の不快を可能な限り軽減するために，使用する穿刺針の特徴を把握して業務を遂行すべきである。

● 文献
1) 後藤一磨 ほか：先端形状の異なる血液透析用穿刺針の比較，日血浄化技術会誌23(2)，305-308，2015．
2) 鈴木利保：麻酔科医がもっておくべき針の知識，日臨麻会誌Vol.26, No.1，92-107，2006．

13 血管は語る

木船和弥

はじめに

　透析室にエコーを導入する目的の多くが，再穿刺率の低下による患者満足度の向上やスタッフの穿刺業務のストレス軽減である．最近は，コントラスト分解能が高い超音波診断装置を透析室に導入するケースもあり，「最善を尽くした穿刺と思っても結果として医原性悪化となった血管」などもエコーで観察することが可能となった．これからは，エコーの見方を覚えて穿刺に活かし，バスキュラーアクセスが少しでも長く使えるようアシストすることが，再穿刺率低下と同一線上にある重要な課題となる．

　この課題における評価は，穿刺を実践する透析スタッフのみならず，バスキュラーアクセスを外科的に支える医師にも貴重な情報である．例えば，本項の事例4 (p.202) は，前腕ループの人工血管で，返血側の穿刺は穿刺針が進む方向（針先の方向）に従って人工血管の深さがさらに深くなる．これは，2つの穿刺針の角度（皮膚刺入位置の血管走行の角度と実際に血管に針が刺入する位置での角度）があることをエコーで理解できていない場合は，穿刺針が人工血管の前壁を滑る危険がある．静脈血管であれば，穿刺部位を変更すれば傷は修復されるが，人工血管は修復されず，続けて同じ位置に同様に穿刺すると針の穴は縦に裂けるように傷が付き，やがて仮性瘤となる．このような事例につき，情報を正しく正確に医師に伝えるためにも，まずはエコーで穿刺を見直し，改善することからはじめてみよう．

　本項では，穿刺の傷跡をとおして「血管が語る悲鳴や嘆き」に耳を傾けるようにエコーで観察する方法や，得た評価をどのように理解すればよいかを事例をもとに解説する．キーワードは**組織損傷**である．成り立ちが違うが褥瘡における深部組織損傷でのエコーによる評価方法については，見習うべき点が多い．本項を読み終えて，バスキュラーアクセス長期開存への寄与率（アシスト）アップというポジティブな評価指標が生まれ，自施設での取り組みに活かすことで，透析室スタッフのモチベーションもさらに上がることを期待する．

エコー所見から穿刺の傾向や失敗を推察するには？

■ 正常画像の解説

透析室スタッフがエコーで血管を観察する場合，異常となった画像を見る機会が多く，かえって正常をよく理解していないケースがある。穿刺をしていない状態の血管とその周囲組織による正常画像を理解してから始めるとよい。

図1は標準内シャントで穿刺していない血管の一部分（浅部）の短軸像と長軸像である。図1aは短軸像で，中心の円が血管で無エコー（真っ黒），その周りを均質な皮下組織により包まれている画像である。この皮下組織は，図1bの長軸像の血管の上部の組織と同じで，（正常としての）比較対象となるエコー輝度（これと同じであれば等エコーに該当）である。血管壁（後壁）は，きわめて高エコーで平滑な印象である。

図2は，正常人の上腕動脈周辺組織（深部）の短軸像（図2a）と長軸像（図2b）である。脂肪組織は，全体的に低エコーで，その中を線状の高エコーが荒く不均一に層状を呈している（図2b）。筋肉組織は，全体的に低エコーで，線状の高エコーが細かく均一な層状を呈している（図2b）。

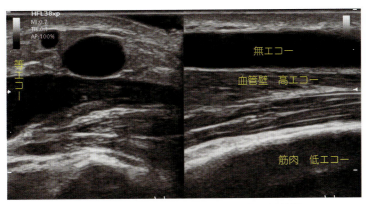

a 短軸像　　　b 長軸像

図1 （浅部）穿刺をしていない血管の一部分

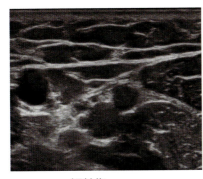 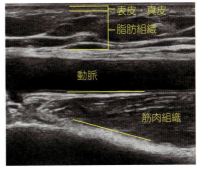

a 短軸像　　　b 長軸像

図2 （深部）上腕動脈付近の組織

■ エコー所見からみる組織損傷の程度評価に関する考察

　他疾患のエコーにおける病変の評価方法は，臓器や領域によって評価基準がおおよそ定められている。穿刺という医療行為の結果（医原性）による組織損傷の程度をエコーで評価することは，病変とは違い必要がない。仮に，評価をつくるにしてもバスキュラーアクセスの多様さが根本にあり，そのなかで穿刺という行為が追加されるため，1つの事象に多くの要素が含まれる複雑さがある。今回は，透析室スタッフが穿刺で経験する範囲での組織損傷に絞って，エコー画像との関連性を**表1**にまとめた。組織損傷は，肉眼で見ることができないが，穿刺が難しくなる深めの皮下組織のエコー画像は，低エコーのなかに線状な高エコーが入り混じった均質な層構造が基本である（**図1，2**）。そのなかに，それらとは明らかに異なる画像（低エコーや無エコーなど）があれば組織損傷を疑う必要がある[1]。

　評価方法は，針先の痕跡が明らかであれば，そのままを判断する。判断不能な場合は，以下の手順により考察にとどめる。

【手順】
①皮膚の傷痕から皮膚刺入部位を特定する。
②針の経路（皮膚刺入から血管まで）を推測する。
③針による組織損傷と壁の損傷程度をエコー輝度（均質性含む）で考察する。

※③の針による組織損傷の程度は，エコー輝度により比較した表（**表1**）により判断し，①と②により総合的に考察する。

　エコー輝度は，相対的な評価で比較対象が必要である。その対象は，評価する箇所に一番近い穿刺をしていない部分とする。エコーレベルは5段階とし，エコー輝度が高い順に，
①きわめて高エコー／極めて高エコー（strongechoes）
②高エコー／高輝度（hyperechoic）
③等エコー／等輝度（isoechoic）：周りの組織と同等のエコーレベル
④低エコー／低輝度（hyperechoic）
⑤無エコー／きわめて低輝度（anechoic）
となる[2]。そのほか，エコーの均質性は2段階（均質・不均質），血管壁は2段階（高エコー・低エコー部分あり）評価とする。

表1 穿刺による組織損傷とエコー輝度の関連性

超音波所見の項目	正常	組織損傷疑い
皮下組織のエコー輝度	等エコー	低エコー・無エコー部分あり（液体状のもの）
皮下組織の均質性	均質	不均質
（血管）壁の整い具合	高エコー（平滑）	低エコー部分あり（欠落）

※比較対象部位は，判定するポイントから一番近い穿刺をしていない部分。

> **Point!**
> - 【手順②】の針の刺入経路は，組織損傷をしている部位を浅部から深部へと点で結ぶという意味であり，問題となった組織損傷と穿刺の関連について確証を得ながら推測することである．それには，周りの皮下組織が高エコーであって，同一頻回穿刺であれば低エコーとして画像のなかで読みとれる場合があり，その場合は短軸像と長軸像で位置を合わせて確認することで確証が得られる．
> - 短軸像と長軸像で合わせて評価する場合，対象血管に対する短軸像のプローブ位置は，長軸像においてフォーカスすべき位置とし，おおむね長軸像で描出した血管の中央付近とすればよい．

■ 具体例による組織損傷の解説

① 穿刺における組織損傷の基本パターン

　バスキュラーアクセスの穿刺の跡をエコーで観察すると，所見により傾向が見えてくる．以下は代表的な所見のパターンで，1つ目は穿刺者の行動としての結果で見えたもの，2つ目は穿刺の技術的な結果として見えたものになる．

①同一部位の頻回穿刺(同一頻回穿刺)
②壁(前・後・側)とその周囲の皮下組織が損傷

　それぞれは，問題改善へのアプローチが異なるが関連がある場合もある．例えば，②の壁への組織ダメージの代表が同一部位の頻回穿刺だろう．同一頻回穿刺となりやすいバスキュラーアクセスといえば穿刺できる範囲が限られる動脈表在化である．動脈表在化は，近年増加傾向で，当院での調査ではあるが2008年にバスキュラーアクセス全体の約5%だった割合が2016年の調査では約8%と8年で3%上昇している．そのほか，リドカインを有効成分とする貼付用局所麻酔剤を透析導入時から使い続ける患者が多くなり，使用率が増加していることが背景にもなっている．これは，透析室スタッフが次回の穿刺部位に対して患者を教育し，その都度相談しながら適切に対応していない場合は，患者は貼付用局所麻酔剤の貼付部位を変更することはない．従って，同一頻回穿刺はなくならず，結果としてよく観察される皮膚や前壁へのダメージも改善しない．

② よくある具体例による解説

　図3，4は，動脈表在化の中枢向きA側(脱血)穿刺で，同一頻回穿刺のエコー画像である．頻回に穿刺している部分は手指による触察でも硬さを認め(図5)，同じ部位の皮下組織をエコーで描出すると，硬くなっている部分のエコー輝度は全体的に高く不均質となっている(図4前壁部分の黄色で囲まれた部分)．そのなかでも，皮膚刺入位置が連続で頻回である部分(図5の赤色で囲まれた部分)と図3，4の前壁が不整な部分，後壁が不整で高エコーになった部分の3点が直線上に並んでいることで同一頻回穿刺のおおよその経路が判明できた．血管走行に目を向けると，

前壁上部の皮下組織が厚くなって，本来の深さから2.1mm深い位置に表在化動脈が下がり(図4)，それより中枢側の穿刺していない部分と比較しても，頻回に穿刺した部分のほうが深くなっていた．穿刺者へのリサーチで，同一頻回穿刺部分は針を刺入した際にも抵抗があり，針先が血管内

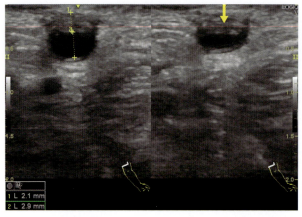

（肥厚した組織の厚さは不変）

a　通常計測　　　　b　プローブで軽く押した状態

図3　同一頻回穿刺の症例（動脈表在化：短軸像）

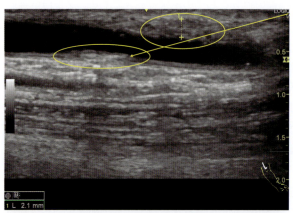 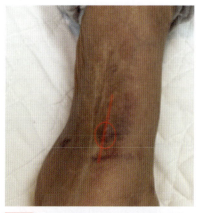

図4　同一頻回穿刺の症例（動脈表在化：長軸像）　　**図5**　（左）動脈表在化（具体例）

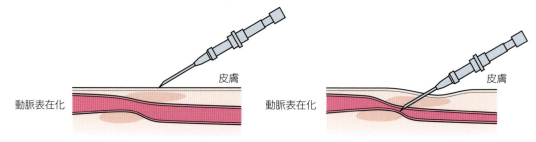

a　穿刺針：皮膚刺入前　　　　　　　　　　b　穿刺針：皮膚刺入後

図6　同一頻回穿刺におけるトラブル事例（上腕動脈表在化：長軸像）

で止まらず，後壁に針先が刺さるケースが多いことが明らかになった。それを裏付けるように，後壁の一部が高エコーになっている（図4後壁部分の黄色で囲まれた部分）。ただし，図4の矢印の皮下組織部分は低エコー帯となっていることから，頻回に針がよく通るラインとなって硬い皮下組織部分のなかでも唯一抵抗が少ない部分と考えられた。

前壁上部の皮下組織が厚くなる部分が動脈の真上にあることで，通常は扁平しにくい強い拍動のある動脈であっても容易に縦方向に扁平（図3b）することを確認した。このことは，針が刺入する場合に，針に動脈が押されて血管が狭くなることも考えられた（図6a）。それ以外にも，針が前壁を穿破したことを穿刺者が感知しづらくなり（血管が穿破する感覚が鈍る），後壁に当たる感覚で針が刺入動作を止めている（図6b）ことも，図4の後壁の不整から明らかである。

穿刺部位のエコー所見から何を考えるか？

■ 穿刺による組織損傷の問題を解決する考え方

バスキュラーアクセスへの穿刺のような複雑に問題が絡み合う事象は，なぜなぜと事象の因果関係を掘り下げて要素還元主義的な解決方法を実行しても，問題がさらに難しくなる。

先ずは，見えるままに現実を直視して全体を観察し，人的要因も構造のなかで理解して要所を見つけ出し，一気に問題を解決していく方が，患者にやさしい問題解決手段だといえる。

以下が問題解決への手順（図7）で，4つのステップを用いた解決手段となる。

表2は，前述の具体例を用いて解説したものである。

①全体観察
短軸像と長軸像により損傷部位やトラブルを特定する

②構造理解
針の刺入経路と損傷具合の関連を人的要因も含めて見つけ出す

③要所対応
優先すべき損傷をピックアップし第一に対応する

④全体改善
必要な次の対応を検討し一気に全体を改善する

図7 穿刺における問題解決に向けた方法論（4ステップ）

表2 事例1の具体例による穿刺問題改善4ステップ表

4ステップ	ポイント	問題改善 ステップごとの回答
①全体観察	損傷やトラブル部位の特定	○損傷部位：前壁上部の皮下組織の硬化　前後壁の一部損傷 ●トラブル：後壁を針先が貫き血管外血腫が盛り上がって針先が当たりやすい形状変化
②構造理解	針の刺入経路と損傷具合の関連	以下のa〜dを考察 a 同一頻回穿刺により皮下組織が硬くなる b 硬くなった部分が血管を押し下げる c 血管走行が変わり血管が一部狭くなりやすい状況となる d 針が血管に入りづらくなり針先が後壁を貫くことがある
③要所対応	優先すべき損傷を第一に対応	cとdに対する要所対応となり，エコーによる穿刺支援を行う（エコーガイド下穿刺など） 穿刺トラブルを回避することが動脈表在化を長く使ううえでの第一対応となる。後壁の一部を針先が貫き，血管外血腫で後壁を盛り上げて，穿刺針の針先が当たりやすい状況を回避すること
④全体改善	次の対応を検討し，一気に全体を改善	結論：この部位の穿刺は禁止とし，患者の理解を得て次の穿刺部位を探索する

事例により穿刺による問題を読み解く

■事例1（図8）

【左標準内シャント】

　導入後まもない（導入後1.5カ月）患者。肘に近い橈側皮静脈へ吻合部向きにA側（脱血）穿刺における事例紹介。

●エコー依頼目的と経過

　再穿刺はないが，患者がA側（脱血側）吻合部向き穿刺時に「ずり・ずり」とした感覚で痛いときがあると訴える。

　表3は，**事例1**の穿刺の問題を改善する4ステップを表にして解説したものである。

> **Point!**
> 血管上部の三角形状の低エコー帯組織損傷（竹笠型）の成因は，血管走行が穿刺針の進む方向で深くなるケースが多い（図9）。その際，針先が血管走行の真上を通過した①の場合は笠の頂点で，笠の左側は③，右側が②となる。よって，②と③は左右のずれ幅を意味しており，頂点①からずれ幅が大きい（図8a）のが三角形の竹笠型で，図10a，bのようなずれ幅が小さくてフラットである低エコー帯組織損傷を三度笠型としている。

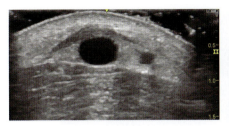
a 短軸像

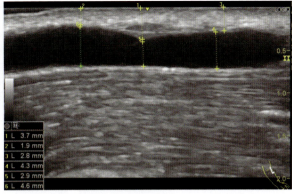
b 長軸像

図8 左標準内シャント，橈側皮静脈（脱血側）吻合部向き穿刺

表3 事例1の穿刺問題改善4ステップ表

	ポイント	ステップごとの回答
①全体観察	損傷やトラブル部位の特定	短軸像（図8a）の血管前壁に竹笠のような三角形（竹笠型）をした低エコー部分がある（図9）。長軸像（図8b）でも同じ部位に低エコー部分を確認
②構造理解	針の刺入経路と損傷具合の関連	皮膚の刺し傷と長軸像（図8b）の前壁上部の低エコー部分を直線で結ぶと，刺入部位の深さと比べて約2mm深くになっていた（深さ3.7mm）。このことから，針の刺入角度が合わずに，針先が前壁上部の皮下組織を滑った後に血管を穿破していたことが推測され，患者が痛みを表現した「ずり・ずり」と合致した
③要所対応	優先すべき損傷を第一に対応	1. 深さと穿刺角度を再調整して穿刺する 2. エコーガイド下穿刺に変更する
④全体改善	次の対応を検討し，一気に全体を改善	結論：穿刺位置を再検討する シャントが発達途中なので，トラブルになりやすい血管の深さ違い（皮膚刺入と針が血管を穿破する位置）となることを避ける

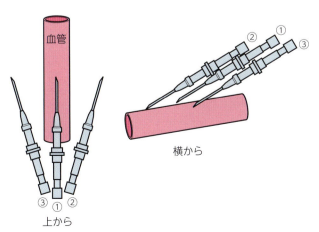

図9 血管上部の低エコー帯組織損傷（竹笠型）の成因

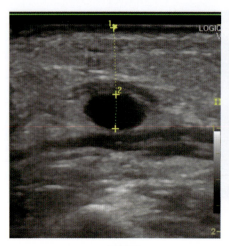 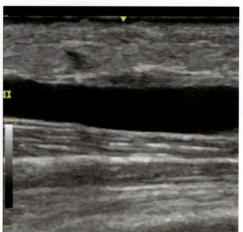

a　短軸像　　　　　　　　　　　　　　b　長軸像

図10 血管上部の低エコー帯組織損傷（フラットタイプ）三度笠型

■事例2
【左肘部内シャント】
透析歴3年，患者からの訴えはなし。

●エコー検査依頼目的と経過
　まれに脱血不良あり → 機能評価の結果は良好で問題なし。脱血不良は偶発的と考え穿刺による問題を疑って，〔A（脱血）側に使用している肘〕橈側皮静脈を形態評価する（図11）。
　表4は，事例2の穿刺の問題を改善する4ステップを表にして解説したものである。

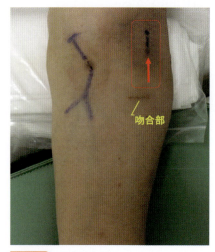 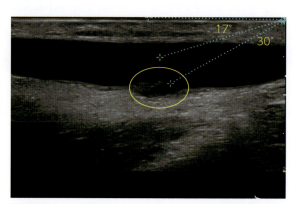

図11 左肘部内シャント　　　**図12** 肘が伸展した状態での穿刺針の角度予想

表4 事例2の穿刺問題改善4ステップ表

	ポイント	ステップごとの回答
①全体観察	損傷やトラブル部位の特定	血管後壁に，(穿刺方向が合う)針先形状と同じ形の損傷があり，血管内で隔壁のようになっていた(図12)
②構造理解	針の刺入経路と損傷具合の関連	透析は椅子で行い，穿刺時は座位で腕の角度は120度くらいであったことが患者へのリサーチで判明した 穿刺が中枢方向である肘の屈曲部に向けて穿刺することから，腕が屈曲していれば場所によっては組織損傷が起きる要因になる(図13，14，15)
③要所対応	優先すべき損傷を第一に対応	1. 肘を伸展して穿刺する(図13b) 2. エコーガイド下穿刺に切り替える
④全体改善	次の対応を検討し，一気に全体を改善	吻合部が肘であり，A(脱血)側は橈側がベストな選択であるが，上腕の橈側は深さが10mm近辺であり穿刺には不向き。肘を伸ばした状態で穿刺位置を同じ部位の少し中枢側に変更し，穿刺針の刺入角度を20度くらいまでとして穿刺する(図12)

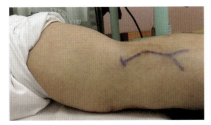
a 肘の伸展が弛緩した状態

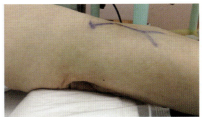
b 肘が伸展した状態

図13 左肘部内シャント(肘の屈曲時と伸展時)

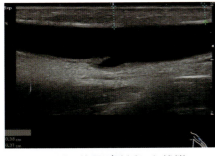
a 肘の伸展が弛緩した状態

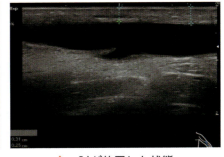
b 肘が伸展した状態

図14 腕の伸展具合による血管走行の深さ方向でのエコー（長軸像）変化

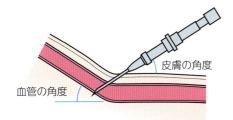

図15 腕が屈曲した場合の穿刺

■事例3
【右標準内シャント】
　透析歴10年の患者，肘に近い橈側皮静脈にV側（返血）穿刺を中枢向きに穿刺しているときに起きる事例紹介。

●エコー依頼目的と経過
　血管も触知可能で血管の太さも3～4mm径あることから，一見すると穿刺は問題なさそうだが，再穿刺が多い。患者は穿刺時に硬いといわれるときに穿刺失敗がある。
　表5は，事例3の穿刺の問題を改善する4ステップを表にして解説したものである。

表5　事例3の穿刺問題改善4ステップ表

	ポイント	ステップごとの回答
①全体観察	損傷やトラブル部位の特定	血管の上部左側に，ベレー帽様な低エコーで不均質（高エコー含む）な形状の皮下組織があり，通常状態で血管が潰れ正円から扇状に変化（図16①）しており，針の刺入時も含み，圧迫に対して虚脱しやすい（図16②，③）前壁が不整である（図17）
②構造理解	針の刺入経路と損傷具合の関連	穿刺部位をプローブで上から徐々に圧迫すると，左側が速く容易に虚脱する。針先が左側に入りやすくなって血管に到達せずに，皮下組織に迷入しトラブルとなることがある（図18）
③要所対応	優先すべき損傷を第一に対応	同じ部位で穿刺する場合は右側より針を刺入して左側の肥厚した皮下組織に針先がいかないようにする
④全体改善	次の対応を検討し，一気に全体を改善	前壁が不整で一部狭小化していることからも，穿刺部位としては限界にきているので，違う穿刺部位を探索する

Point!

血管の上部にできたベレー帽様かつ低エコーで不均質（高エコー含む）な形状の皮下組織は，通常状態で血管が潰れ，正円から歪んで（扇状などに）変化（図16①）する。血管壁の内部にできた血栓との見分けがつかない場合は，その見分け方がある。血栓は，血管壁との間に低エコー部分があり，血管壁と血栓の境がはっきりしている（図19）。一方，血管上部にできた皮下組織の肥厚は血管壁との境がわかりづらい（図20）。
ベレー帽様の形状は左側（図16①）だけでなく右側に傾いた形状もあり（図20），どちらも針の刺入時に圧迫による影響を受けやすく，傾いたほうが虚脱する。

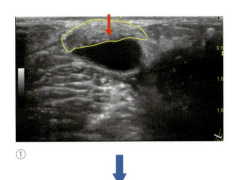

①

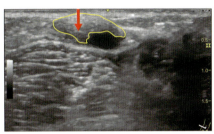

②

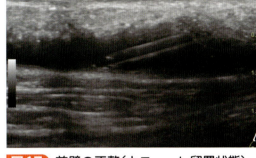

図17 前壁の不整(カニューレ留置状態)

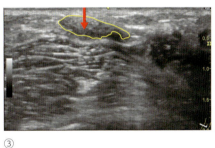

③

図16 前壁血管外にできた皮下組織の硬化をプローブで圧迫

図18 厚い皮下組織に穿刺針が迷入

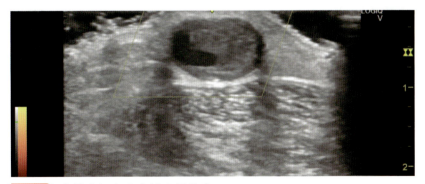

図19 血管内にある血栓の見え方
血栓は血管壁の境がはっきりしている(低・無エコー部分がある)。

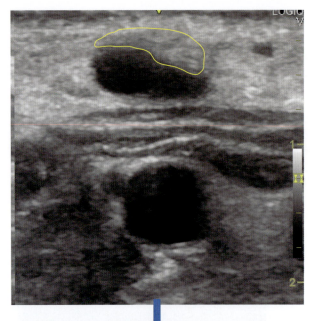

a　プローブで押す前

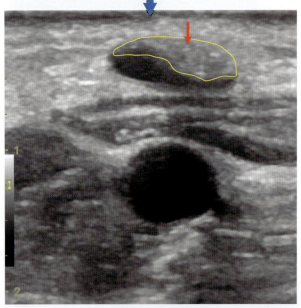

b　プローブで押したとき

図20 ベレー帽様の皮下組織の肥厚（右側傾きタイプ）
血栓と違い血管壁の境がわかりづらい（低・無エコーはない）。

■事例4
【右ループグラフト】
　透析歴15年の患者，左標準内シャントが閉塞し新たに右前腕にe-PTFE素材のループ型グラフトを移植したが，V側が深い位置を走行し穿刺が1回で入らないことがある。

●エコー依頼目的と経過

　青みがかった危険な瘤（仮性瘤）がV側穿刺部位から10〜20mmくらいV側吻合部にできていた〔検査・受診後 → 外科的処置後グラフト部分置換（移植から部分置換までの期間：12カ月）〕。

　表6は，事例4の穿刺の問題を改善する4ステップを表にして解説したものである。

表6　事例4の穿刺問題改善4ステップ表

	ポイント	ステップごとの回答
①全体観察	損傷やトラブル部位の特定	ループグラフトのV側穿刺部位では深さ違い走行があり（図21），深さが深くなる部位での前壁が不整で損傷が激しく2〜3mm径の仮性瘤があった（図21）。その先にはひとまわり大きい4〜5mm径の仮性瘤があった（図22）
②構造理解	針の刺入経路と損傷具合の関連	針が入る位置での深さは3mmであるが，穿刺針がグラフトに刺入する位置での深さは2倍の6mmであった。また，グラフトに仮性瘤ができるということは，穿刺針がグラフトに対して横滑りするような動きによりグラフトが裂けるようなストレスがかかったと考察できる（図23）
③要所対応	優先すべき損傷を第一に対応	要受診 → グラフト部分置換術へ
④全体改善	次の対応を検討し，一気に全体を改善	ループグラフトの場合，カーブしている位置での穿刺はせず，ストレートな位置で穿刺をする。今回は，ストレートな位置で深さ違い走行があり，その差が3mmもあったことは，その差を穿刺技術で埋めない限り，傷に対する修復の効かないグラフトでは容易に裂けてしまうことを教訓にすべき事例である

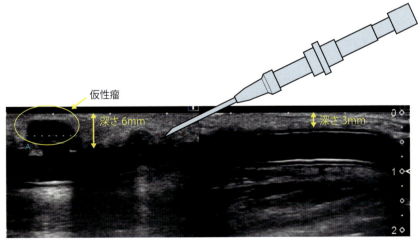

図21　ループグラフトV側穿刺部位（深さ違い走行：長軸像）

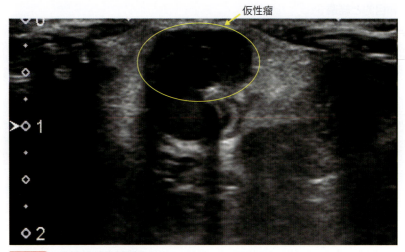

図22 仮性瘤（短軸像）

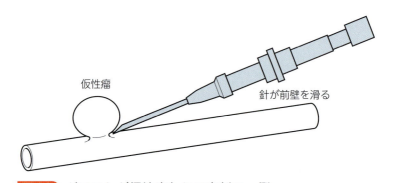

図23 グラフトが仮性瘤となる穿刺の一例
グラフトは穿刺によって穴が空くだけでなく，裂けることもある。

●文献
1) 浦田克美, ほか 著: アセスメントとケアが変わる褥瘡エコー診断入門. Part3 褥瘡をエコーで見る　皮膚の構造と褥瘡の分類, p.46-47, 医学書院, 2012.
2) 富田則明, ほか 著: アセスメントとケアが変わる褥瘡エコー診断入門. Part2 習うより慣れろ　エコー機器を使ってみる　組織間の「音響インピーダンスの差」が映像化される, p.21, 医学書院, 2012.
3) 田坂広志 著: なぜマネジメントが壁に突き当たるのか　成長するマネージャー12の心得　19. 第三講　なぜ「原因究明」によって問題を解決できないのか　問題群の「循環構造」, p.76-98, PHP文庫, 2013.

索引

あ

アーチファクト……………………………84
アコースティックシャドー………………148
安全針………………………………………186

い・お

陰性リモデリング…………………… 3, 111
音響陰影………………………………85, 139
音響インピーダンス………………………81
音響窓……………………………………174
音波…………………………………………80

か

外径………………………………………187
外側前腕皮神経………………………164, 172
外筒針……………………………………184
回路接続部………………………………184
隔壁……………………………… 3, 105, 111
仮性瘤……………………………… 13, 204
画像設定……………………………………93
可聴域………………………………………80
カラードプラ（法）………………18, 114, 167
感染対策…………………………………143

き

輝度………………………………168, 192
逆流確認部位……………………………184
逆流防止弁………………………………186

狭窄………………………………… 29, 104
　　──部位……………………………117
虚像…………………………………………84
金属針……………………………………184

く

空間コンパウンド…………………………91
駆血…………………………………………54
　　──帯………………………………56
クランプ部………………………………184

け

経皮的血管形成術………………19, 115, 179
経皮的バスキュラーアクセス拡張術……109
ゲイン…………………………………87, 171
ゲージ数…………………………………187
血管外血腫……………………3, 75, 104, 111
血管径………………………………31, 126
血管形態……………………………………33
血管走行……………………………32, 123, 162
血管蛇行………………………… 3, 51, 62, 111
血管内圧……………………………………18
血管内腔……………………………………33
血管内血腫………………………3, 104, 111
血管内血栓…………………………… 3, 111
血管内構造物……………………………141
血管内膜損傷………………………… 3, 111
血管内留置部……………………………184
血管の3層構造……………………………76
血管分岐部…………………………………67

205

血管壁 …………………………… 149, 160	尺骨動脈 ……………………………… 164
──構造 ……………………………… 17	シャフト部 …………………………… 95
血管変化 ……………………………… 45	シャント血管 ………………………… 6
血管未発達 …………………………… 30	シャント血流量 ………………… 78, 109
血腫 …………………………………… 141	シャント静脈 ………………………… 19
血栓 ………………… 76, 104, 111, 160, 201	周波数 …………………………… 80, 91
血流の向き …………………………… 124	上肢挙上法 …………………………… 79
血流不良 ……………………………… 28	焦点 …………………………………… 89
血流量 ………………………………… 125	静脈圧上昇 …………………………… 113
限外ろ過 ……………………………… 9	静脈弁 ……………………… 17, 141, 160
	上腕動脈 ……………………………… 164
	──血流量 ………………………… 109
	除水 …………………………………… 9
	人工血管 ……………………………… 19

こ

高エコー ……………………………… 191	──内シャント …………………… 8
後傾ポジション ……………………… 102	深正中皮静脈 ………………………… 47
高周波リニアプローブ …………… 82, 165	深度 …………………………………… 89
誤穿刺 ………………………………… 13	振動数 ………………………………… 80
	深部静脈 …………………………… 16, 54
	──交通枝 ………………………… 47

さ

す

再循環 ……………………………… 9, 113	スイープ走査(法) ………………… 99, 147
サイドローブ ………………………… 84	スイング走査(法) ………………… 99, 147
残像 …………………………………… 103	ステント ……………………………… 20
	スリル ………………………………… 71

し

せ

ジェット流 …………………………… 71	正中神経 ……………………………… 164
止血栓 ………………………………… 184	正中皮静脈 …………………………… 164
自己血管内シャント ………… 4, 108, 111	
尺側正中皮静脈 …………………… 42, 164	
尺側皮静脈 …………………………… 164	
尺骨神経 ……………………………… 164	

石灰化	3, 104, 111, 141
前傾ポジション	102
穿刺位置	122
穿刺痕	186
穿刺困難	3, 28
穿刺抵抗	188
穿刺針	183
穿刺部	184
センターライン	152
穿通感覚	188
前腕	164

そ

操作パネル	82
側方陰影	85
組織損傷	190

た

ダイナミックレンジ	88, 171
多重反射	84
脱血部位	117
脱血不良	109, 113
短軸走査	20
短軸法	145, 159
探触子	82
断面積	168

ち

肘部内シャント	198

超音波	80
長径	168
長軸走査	20
長軸法	154, 159

て

低エコー	191
ディスプレイ	82
ティッシュハーモニックイメージ	91
伝播速度	82

と

等エコー	191
橈骨神経	164
──浅枝	173
橈骨動脈	164
橈側正中皮静脈	42, 164
橈側皮静脈	42, 164
動脈	16

な・に

内径格差	72
内側前腕皮神経	164
内筒針	184
──保護カバー	187
内膜剥離	105
内膜肥厚	3, 111, 141
入射角度	95
ニュートラルポジション	101

は

剥離 …………………………………… 160
把持部 ………………………………… 184
バスキュラーアクセス情報書（レポート）
　………………………………… 119, 128
バスキュラーアクセストラブル ………… 177
バスキュラーアクセスの機能評価 ……… 179
バックカット …………………………… 185
針先 ……………………………………… 94
　──修正 …………………………… 133
　──保護カバー …………………… 186
パルスドプラ法 ………………………… 18
瘢痕 …………………………………… 75
汎用型超音波装置 ……………………… 87

ひ

皮静脈 …………………………………… 16
皮膚ペン ……………………………… 152
表在化動脈 ………………………… 14, 194

ふ

フォーカスポイント …………………… 171
副極 …………………………………… 84
ブラインド穿刺 ……………………… 121
振り子走査法 …………………………… 99
フレームレート ………………………… 90
プローブ …………………………… 82, 156
　──圧迫法 …………………………… 60
　──走査 ……………………… 97, 162, 170
　──の把持方法 ……………………… 97

へ

ベベル部 ………………………………… 95
弁 ……………………………………… 104
変化率 ………………………………… 116
返血部位 ……………………………… 117

ほ

ポイントマップ ……………………… 163
ポータブルエコー ……………………… 176
ポリウレタン …………………………… 19

ま

マーキング …………………………… 151, 162
末梢血管 ……………………………… 169
　──抵抗 …………………………… 116
末梢神経 …………………………… 105, 164

む・め

無エコー ……………………………… 191
滅菌ジェル …………………………… 143
滅菌プローブカバー ………………… 143

ら・り・る

ランセット …………………………… 185
乱反射 ………………………………… 94

リジェクション··92
ルアーロックプラグ···184
ループグラフト··202

A・B

arteriovenous vascular access graft
　（AVG）··8
arteriovenous fistula（AVF）············ 4, 108
Bモード··83, 167
Body Marker··131

C・D

cross sectional area（CSA）···············168
Depth···89
Dynamic Range（DR）····························88

E・F・G

expanded-polytetrafluoroethylene
　（e-PTFE）···19
extracorporeal ultrafiltration
　（ECUM）···9
fascicle diameter（FD）························168
FOCUS··89
frame per second（fps）·······················90
Frame Rate···90
GAIN··87

P・R

percutaneous transluminal angioplasty
　（PTA）························· 19, 115, 179
polyurethane（PU）··································19
Rejection···92

S・T・V

sensitivity time control（STC）···········87
time-gain control（TGC）·······················87
tissue harmonic imaging（THI）······91
vascular access interventional therapy
　（VAIVT）··109

数字

1人法···145
2人法···154

エコー画像索引

エコーの基本

カラードプラ法……………………… 18	ダイナミックレンジ……………………… 89
パルスドプラ法……………………… 18	フォーカス位置……………………… 89
短軸像……………………………… 21, 22	フレームレート……………………… 90
長軸像……………………………… 23	ティッシュハーモニックイメージ…… 91
Bモード…………………………… 84	リジェクション……………………… 92
サイドローブ……………………… 85	空間コンパウンド……………………… 92
多重反射…………………………… 85	血管径……………………………… 126
音響陰影…………………………… 86	深さ………………………………… 126
側方陰影…………………………… 86	針先………………………………… 133, 136
STC………………………………… 88	輝度………………………………… 191
ゲイン……………………………… 88	

解 剖

動脈………………………………… 16	血管壁構造…………………………… 17
皮静脈……………………………… 16	血管内圧……………………………… 18
深部静脈…………………………… 16	上腕の血管…………………………… 44
弁…………………………………… 17	前腕の血管…………………………… 44
骨…………………………………… 23	肘部の血管…………………………… 48
筋肉………………………………… 25	血流の向き…………………………… 124
神経……………………… 24, 165, 167, 169, 173	

症 例

- シャント静脈 …………………………… 19
- 人工血管 ………………………………… 19
- ステント ………………………………… 20
- 動脈表在化 ……………………………… 194
- 血管未発達 ……………………………… 30
- 経年的血管変化 ………………………… 46
- 脱血不良 ………………………………… 5
- 血流不良 ………………………………… 29
- 再循環 …………………………… 9, 10, 12
- 駆血 ……………………………… 55, 58, 60
- 内膜肥厚 ……………………………… 7, 36
- プラーク ………………………………… 8
- 血腫 …………… 14, 38, 54, 76, 125, 142, 161
- 血栓 ……………………… 8, 36, 77, 162
- 血管閉塞 ………………………………… 53
- 血管内隔壁 ……………………………… 37
- 血管壁損傷 …………………………… 13, 37
- 血管壁の不整 …………………………… 161
- 石灰化 ……………………………… 38, 161
- 仮性瘤 …………………………………… 204
- 深い位置の血管 ……………………… 4, 34
- 細い血管 ………………………………… 67
- 内径格差 ………………………………… 72
- 血管の凸凹 ……………………………… 35
- 血管蛇行 ………………………… 5, 52, 63
- 交差する血管 ………………………… 71, 160
- 並走する血管 ………………………… 70, 160
- 分岐がわかりづらい血管 ……………… 68
- 触知困難な血管 ………………………… 66
- 穿刺容易な血管 ………………………… 27
- 静脈弁が原因となる穿刺困難例 ……… 37
- 針先修正 ……………………… 135, 139, 151

エコーを使ったバスキュラーアクセス穿刺法ガイド

2018年 5月 10日　第1版第1刷発行

- 編　集　木船和弥　きぶね　かずや
- 発行者　鳥羽清治
- 発行所　株式会社メジカルビュー社
  〒162-0845 東京都新宿区市谷本村町2-30
  電話　03(5228)2050(代表)
  ホームページ http://www.medicalview.co.jp/

  営業部　FAX　03(5228)2059
  　　　　E-mail　eigyo@medicalview.co.jp

  編集部　FAX　03(5228)2062
  　　　　E-mail　ed@medicalview.co.jp

- 印刷所　シナノ印刷株式会社

ISBN 978-4-7583-1927-0　C3047

©MEDICAL VIEW, 2018. Printed in Japan

・本書に掲載された著作物の複写・複製・転載・翻訳・データベースへの取り込みおよび送信(送信可能化権を含む)・上映・譲渡に関する許諾権は、(株)メジカルビュー社が保有しています。

・JCOPY 〈出版者著作権管理機構 委託出版物〉
本書の無断複製は著作権法上での例外を除き禁じられています．複製される場合は，そのつど事前に，出版者著作権管理機構(電話 03-3513-6969, FAX 03-3513-6979, e-mail：info@jcopy.or.jp)の許諾を得てください．

・本書をコピー，スキャン，デジタルデータ化するなどの複製を無許諾で行う行為は，著作権法上での限られた例外(「私的使用のための複製」など)を除き禁じられています．大学，病院，企業などにおいて，研究活動，診察を含み業務上使用する目的で上記の行為を行うことは私的使用には該当せず違法です．また私的使用のためであっても，代行業者等の第三者に依頼して上記の行為を行うことは違法となります．

透析スタッフ必携の1冊！ VA穿刺とVA管理のノウハウを伝授!!

穿刺技術向上に役立つ

透析スタッフのためのバスキュラーアクセスガイドブック

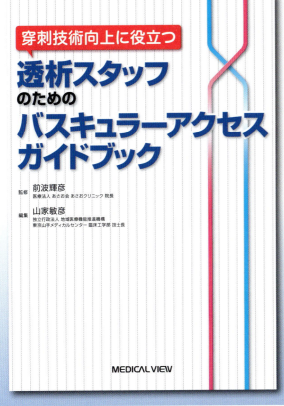

監修 ■ **前波輝彦**
あさおクリニック 院長

編集 ■ **山家敏彦**
東京山手メディカルセンター 臨床工学部 技士長

● 定価（本体3,800円＋税）
　ISBN978-4-7583-1482-4　C3047
● B5判・160頁・オールカラー

血液透析を継続するために重要なVA穿刺とVA管理のノウハウを，豊富な図表を用いたオールカラーの紙面で丁寧に解説。さらに「FROM SPECIALIST」などの囲み記事で，独学では気付かないようなポイントを記載し，プロの視点でコツを伝えている。「穿刺を基礎から学びたい！」「VAトラブルを防ぎたい！」と思ったらこの1冊。

※ご注文，お問い合わせは最寄りの医書取扱店または直接弊社営業部まで。

メジカルビュー社　〒162-0845 東京都新宿区市谷本村町2番30号　TEL.03(5228)2050　FAX.03(5228)2059
http://www.medicalview.co.jp　E-mail（営業部）eigyo@medicalview.co.jp

血液浄化療法の臨床実践に必要な知識を充実解説!!

臨床工学技士のための
血液浄化療法フルスペック

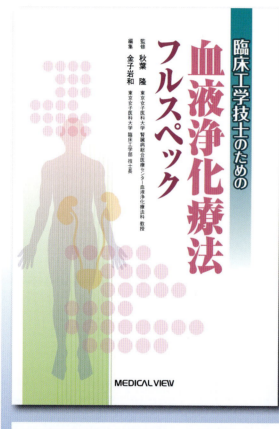

監修 ■ **秋葉　隆**
東京女子医科大学
腎臓病総合医療センター血液浄化療法科 教授

編集 ■ **金子岩和**
東京女子医科大学 臨床工学部 技士長

- 定価（本体5,400円＋税）
  ISBN978-4-7583-1487-9　C3047
- B5判・328頁・2色（一部カラー）

血液透析法や血液濾過法，血液吸着法など各治療法について，それぞれの特徴や原理，治療条件などを掲載。なかでも重要な治療法については，臨床の場における実際の流れに沿って，実践的な知識を交えながら具体的に解説している。さらに水処理装置や透析液供給装置などの関連機器，抗凝固薬などの薬剤についても掲載した。血液浄化業務について，操作・保守管理法からトラブル対応など，臨床上の注意点まで含めて必要な知識をトータルに解説した1冊！

メジカルビュー社　〒162-0845 東京都新宿区市谷本村町2番30号　TEL.03(5228)2050　FAX.03(5228)2059
http://www.medicalview.co.jp　　E-mail（営業部）eigyo@medicalview.co.jp

※ご注文，お問い合わせは最寄りの医書取扱店または直接弊社営業部まで。

「第2種ME技術実力検定試験」対策シリーズ

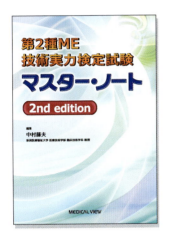

必要な知識を丁寧に解説したテキスト！

◎簡潔な箇条書きでまとめられた本文と，豊富な図表で要点をわかりやすく解説しています。
◎一通り読破し，他書で得た知識を本書に書き込みながら，自分独自のノートを作成できます。

■ 編集　中村藤夫
　新潟医療福祉大学 医療技術学部 臨床技術学科 教授
■ B5判・480頁・定価（本体5,200円＋税）
　ISBN978-4-7583-1923-2

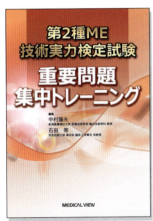

合格のための力を効率的に身につけられる問題集！

◎過去の出題傾向を踏まえたうえでオリジナル問題を科目ごとに作成し，解説しています。
◎基礎〜応用レベルの問題をこなすことで，試験突破に必要な学力が身につきます。

■ 編集　中村藤夫
　新潟医療福祉大学 医療技術学部 臨床技術学科 教授
■ 編集　石田　等
　帝京短期大学 専攻科 臨床工学専攻 准教授
■ B5判・312頁・定価（本体4,000円＋税）
　ISBN978-4-7583-1496-1

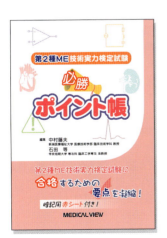

要点を凝縮したコンパクトサイズの対策本！

◎試験で特に頻出する内容を簡潔にまとめ，解説しています。
◎重要語句は赤字で示し，付録の暗記用赤シートで隠しながら学習することが可能です。

■ 編集　中村藤夫
　新潟医療福祉大学 医療技術学部 臨床技術学科 教授
■ 編集　石田　等
　帝京短期大学 専攻科 臨床工学専攻 准教授
■ A5判・200頁・定価（本体3,000円＋税）
　ISBN978-4-7583-1709-2

メジカルビュー社

〒162-0845　東京都新宿区市谷本村町2-30
TEL 03-5228-2050(代)
URL：www.medicalview.co.jp/

解剖・生理・病態生理といった人体のメカニズムと臨床工学を有機的に連動して解説した，今までにないテキスト!!

人体のメカニズムから学ぶ臨床工学（全5巻）

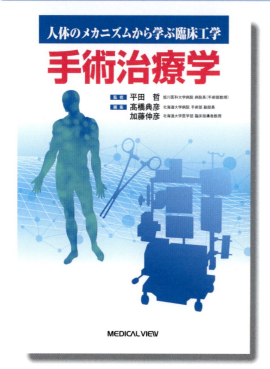

■ **手術治療学**
　■ B5判・424頁・定価（本体5,800円＋税）

■ **血液浄化学**
　■ B5判・372頁・定価（本体5,600円＋税）

■ **呼吸治療学**
　■ B5判・316頁・定価（本体5,600円＋税）

■ **循環器治療学**
　■ B5判・384頁・定価（本体5,800円＋税）

■ **集中治療学**
　■ B5判・368頁・定価（本体5,600円＋税）

◆ポイント◆

【全体像】本書は解剖・生理・病態生理といった人体のメカニズムについて解説したうえで臨床工学とリンクさせて詳説してあります。また，イラストや写真を数多く盛り込み，視覚的にも理解しやすいように工夫しました。

【補足】覚えるべき内容，詳細なデータ，＋αの知識については，本文ではなく欄外の「補足」にて解説してあります。本文とあわせてご活用戴くとより一層理解を深めることができます。

【用語アラカルト】専門用語については，本文ではなく，できるだけ欄外にて解説しました。多くの「用語解説」を盛り込んであり，本書を読み進むうえで必ず理解の助けとなるでしょう。

【POINT!!】学内試験や国試にも役立つ内容を扱っています。とくに国試既出問題を吟味し，問題を解くために必要な知識を習得できるように，本文に関連した箇所の欄外に配置してあります。

【トラブル事例と対処方法】臨床の現場で遭遇するトラブルについて，できるだけ多くの事例を取り上げ，具体的な対処方法についても簡潔に解説してあります。病院実習など，臨床の現場において是非ともご活用ください。

【まとめのチェック】学習到達度の確認やおさらいに役立つように，本文で学習した内容を「Q＆A形式」で項目の最後にまとめました。学内試験や国試の勉強の際にも役立つ内容です。

メジカルビュー社　〒162-0845　東京都新宿区市谷本村町2-30
TEL 03-5228-2050（代）
URL：www.medicalview.co.jp/